单颗后牙种植修复决策路径及操作实践

Single Posterior Tooth Implant Restoration Decision Pathways and Clinical Practices

主　　审　陈卓凡

主　　编　陈泽涛　黄宝鑫

副 主 编　李志鹏　刘　泉　施梦汝

编　　者　（以姓氏笔画为序）

史佳敏　吕春晓　刘　泉　刘远翔　刘恒毅　刘冠琪　刘润恒

许洁芸　李志鹏　李翠君　吴夏怡　张琳珺　陈丹莹　陈泽涛

陈首丞　林义雄　欧乾民　单正杰　施梦汝　高筱萌　郭远龙

黄宝鑫　解韫亦

主编助理　刘恒毅

人民卫生出版社
·北　京·

图书在版编目（CIP）数据

单颗后牙种植修复决策路径及操作实践 / 陈泽涛，黄宝鑫主编． -- 北京 ：人民卫生出版社，2024. 9.
ISBN 978-7-117-36825-4

Ⅰ. R782. 12

中国国家版本馆 CIP 数据核字第 2024SL0034 号

人卫智网	www.ipmph.com	医学教育、学术、考试、健康，购书智慧智能综合服务平台
人卫官网	www.pmph.com	人卫官方资讯发布平台

单颗后牙种植修复决策路径及操作实践
Danke Houya Zhongzhi Xiufu Juece Lujing ji Caozuo Shijian

主　　编：陈泽涛　　黄宝鑫
出版发行：人民卫生出版社（中继线 010-59780011）
地　　址：北京市朝阳区潘家园南里 19 号
邮　　编：100021
E - mail：pmph @ pmph.com
购书热线：010-59787592　010-59787584　010-65264830
印　　刷：北京华联印刷有限公司
经　　销：新华书店
开　　本：889×1194　1/16　印张：12
字　　数：294 千字
版　　次：2024 年 9 月第 1 版
印　　次：2024 年 11 月第 1 次印刷
标准书号：ISBN 978-7-117-36825-4
定　　价：129.00 元

打击盗版举报电话：**010-59787491**　E-mail：**WQ @ pmph.com**
质量问题联系电话：**010-59787234**　E-mail：**zhiliang @ pmph.com**
数字融合服务电话：**4001118166**　E-mail：**zengzhi @ pmph.com**

主编简介

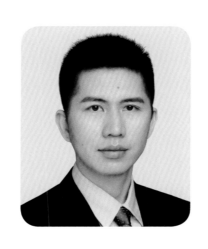

陈泽涛

中山大学光华口腔医学院·附属口腔医院主任医师、研究员、博士研究生导师。现任中山大学光华口腔医学院·附属口腔医院副院长、广东省牙颌系统修复重建技术与材料工程技术研究中心主任、广东省口腔医学重点实验室副主任。入选国家海外高层次人才引进计划、广东省高层次人才计划青年拔尖项目。担任中华口腔医学会口腔生物医学专业委员会常务委员、中国生物材料学会青年委员会委员、中华口腔医学会口腔医学科研管理分会委员、广东省口腔医学会口腔种植学专业委员会常务委员等。2024 年获评"广州好医生"。担任 Engineered Regeneration、Smart Materials in Medicine、BMEMat、《中华口腔医学研究杂志(电子版)》《华西口腔医学杂志》《口腔疾病防治》等杂志编委。开展单一术区精准"贝壳"骨增量技术、基于"数字化序贯式种植义齿"的美学区种植体周软组织动态加压技术等临床新技术。提出模拟临床医生的认知机制,运用人工智能的方法实现种植决策的智能化。聚焦口腔种植软硬组织免疫再生修复,成果发表于 Advanced Science、Advanced Functional Materials、ACS Nano、Materials Today、Biomaterials、Journal of Dental Research 等。共发表 SCI 学术论文 76 篇(含第一作者/通讯作者 51 篇),论文入选 ESI 高被引论文,获批发明专利 8 项。学术成果获广东省医院协会医院管理与科技创新奖一等奖等奖励。主编《口腔基础研究导论》(人民卫生出版社)并推行口腔基础研究教学改革,获得 12 项校级、省级教学项目及 5 项校级、省级教育成果奖,2023 年获广东省一流本科线上线下课程认定。主持 ITI Research Grant (2 项)、The Osteology Foundation Grant(2 项)、国家重点研发计划(课题负责人)、国家自然科学基金(面上、青年)、广东省自然科学基金杰出青年项目、广州市重点研发等项目。

主编简介

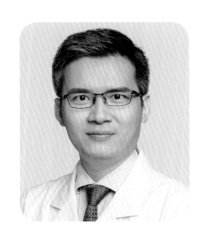

黄宝鑫

中山大学光华口腔医学院·附属口腔医院主任医师、博士研究生导师（口腔种植学）。现任中山大学附属口腔医院口腔种植科副主任。兼任中华口腔医学会口腔种植专业委员会委员、广东省口腔医学会口腔种植学专业委员会常务委员、广东省口腔医学会口腔修复工艺学专业委员会常务委员、广东省精准医学应用学会口腔修复种植分会副主任委员。

2006 年毕业于中山大学光华口腔医学院，获学士学位。2009 年获中山大学口腔临床医学硕士学位（口腔种植学方向）。2012 年获北京大学医学博士学位（牙周病学）。2022—2023 年国家公派澳大利亚昆士兰大学牙医学院任访问学者。主持国家自然科学基金（面上、青年）、广东省自然科学基金面上项目等科研项目 6 项，在 *Clin Oral Implants Res*、*Clin Implant Dent Relat Res*、*J Periodontol* 等国际专业期刊发表 SCI 论文 30 余篇。研究方向为种植体周围炎的致病机制及防治措施。担任学术期刊 *BMC Oral Health* 编委，参编《中国口腔种植临床精萃》（2016、2018、2020、2022、2023 年卷）、《口腔种植学词典》。擅长美学区种植修复、口腔种植相关软硬组织增量、种植体周围炎防治等。获评第九届"羊城好医生"。

序 一

口腔种植学作为当代口腔医学领域的新兴学科之一,其理论基础和临床研究日益丰富,诊疗技术日趋成熟。种植牙美观、舒适、咀嚼效能好,被称为人类的"第三副牙",能够帮助缺牙患者实现获得近似天然牙的愿望。

我国是人口大国,缺牙患者基数大,随着经济的发展和口腔种植技术的普及和推广,通过种植治疗牙齿缺失已成为临床中广泛应用的常规方法。为保障良好的种植修复治疗质量,口腔种植医师需要具备全面的种植决策理念和规范的实践技能,掌握一系列决策程序和操作技术,从而实现长期稳定的种植修复效果。

由陈卓凡教授主审,陈泽涛主任医师和黄宝鑫主任医师主编的《单颗后牙种植修复决策路径及操作实践》一书,从口腔种植学的基础知识与临床研究出发,结合相关文献和共识性论述,为广大口腔科医师,尤其是口腔种植入门者,构建了全面的临床决策考量体系。同时,以种植临床诊疗过程为主线,详细阐述了口腔种植临床规范操作技术,将理论与实践融会贯通。编者团队中既有临床一线的口腔种植医师,也有科研岗位的研究人员,他们将基础研究成果与临床病例总结相结合,为广大口腔种植工作者在临床中更科学、规范地进行种植诊疗提供了有效参考和指导。

衷心祝贺《单颗后牙种植修复决策路径及操作实践》的出版发行!相信本书将为读者的临床工作提供积极助力,为更多的患者带来福音。

同济大学口腔医学院

2024 年 8 月

序　二

　　种植义齿作为人类的"第三副牙"，显著提高了缺失牙患者的生活质量。随着口腔种植修复的普及和口腔种植牙集采政策的落地，我国口腔种植修复量持续增长。与此同时，越来越多的口腔从业医师通过各类培训学习口腔种植修复，为行业的发展注入了新生力量。如何遵循规范化诊疗程序来获得可预期的种植修复疗效是同行关心的问题，也是行业健康发展的重要保障。

　　中山大学附属口腔医院口腔种植科陈泽涛主任医师和黄宝鑫主任医师长期致力于推进口腔种植修复的规范化诊疗，积累了丰富的经验。他们不仅为我们的同仁总结了口腔种植修复临床治疗中的决策经验，也在大量的病例及实验中拓宽了种植修复的学术前沿。此次的新作《单颗后牙种植修复决策路径及操作实践》，主要面向口腔种植住培生及新开展口腔种植临床工作的医师。该书凝聚了编者团队多年的临床经验，详细阐述了从病史采集、种植方案设计、种植一期和二期手术、种植印模与种植修复设计、戴牙到种植修复的维护等各个环节的决策路径及临床操作细节。对于初涉口腔种植修复领域的医师来说，这本书能够助力他们全面掌握规范化的诊疗流程。

　　我很欣喜地看到越来越多的国内同行总结自己的临床经验并分享，一同促进我国口腔种植修复的规范化发展，为提高缺牙患者的生活质量不断努力。我相信从事口腔种植修复的医师学习本书后必能有所收获与提高。

中国医学科学院北京协和医院

2024 年 8 月

序 三

种植牙因其可有效改善患者的生活质量而被越来越多患者所接受。近年来，随着科学技术的迅速发展及新材料、新设备的不断涌现，种植修复迎来了更快的发展速度。与此同时，种植修复并发症的发生率也在逐渐提高，警醒同行必须加强种植修复的规范化诊疗。

为了满足广大基层口腔医学工作者的需求，主编陈泽涛主任医师及黄宝鑫主任医师在他们长期的临床诊疗及科学研究经验的基础上，汇集了一群有志向的青年医师组成了本书的编者团队。该编者团队立足于口腔种植领域的常见病、多发病——单颗后牙缺失，脚踏实地一步一步整理、总结、剖析与种植临床密切相关的种植摄影、种植影像学、种植材料学、种植生物力学、种植药物学、种植美学研究成果与进展，全面阐述口腔种植的基础理论与临床实践。

《单颗后牙种植修复决策路径及操作实践》涵盖种植治疗前评估及方案设计、种植及修复细节以及种植修复后的复查等内容，为临床一线的广大口腔种植医务工作者提供了重要参考。规范化诊疗有助于预防并减少种植并发症的发生，让种植牙更长久地为患者服务，使种植牙成为名副其实的人类"第三副牙齿"。这不仅是患者的愿望，更是我们医师的追求。让我们共同为实现这个目标而努力。

上海交通大学医学院附属第九人民医院

2024 年 8 月

序　四

　　随着口腔种植学的发展，口腔种植已经从 20 世纪 60 年代多学科交叉的临床技术发展为如今独立的口腔医学亚专业学科。同时，种植体材料与表面处理方式的改进、骨增量技术的应用、数字化口腔种植及机器人辅助种植技术的发展不仅扩大了种植技术在牙列缺损及牙列缺失修复中的适应证，也为广大人民群众提供了更优质有效的缺失牙修复方式。2022 年开始开展的种植体和牙冠的集中采购，保障了人民群众获得高质量、有效率、能负担的缺牙修复服务，促使口腔种植行业健康有序发展。

　　无论口腔种植学如何发展，都需要培养素质高、技术强、具有多学科综合能力的口腔种植医师。大多数口腔种植医师独立接诊并进行种植手术的第一个患者通常是单颗后牙缺失的患者，单颗后牙种植修复通常是口腔种植医师种植修复临床实践的"第一课"。

　　本书编者团队将丰富的临床诊疗经验和临床"四生"（研究生、进修生、住培生、实习生）带教经验进行梳理、整合，编写了《单颗后牙种植修复决策路径及操作实践》，为读者提供了单颗后牙种植的临床决策考量因素及种植全流程的临床决策实施体系。本书向读者详细介绍了单颗后牙种植治疗的全诊疗流程，手把手地带领初级口腔种植医师完成自己口腔种植病例的同时，建立起种植修复临床决策思维，同时也为中高级的口腔种植医师提供有益的参考。本书言之有物，引人入胜，对单颗后牙缺失种植治疗全流程诊疗过程都有较为详细的描述和病例展示，相信一定会受到口腔种植相关工作者，尤其是初级口腔种植医师的欢迎。种植纳入集采后，在大量准口腔种植医师参与到种植修复治疗的今天，相信本书能为各级口腔种植科医师提供更加系统的临床决策路径指导。

　　在此，向这本专著的出版致以热烈的祝贺，并诚挚地将其推荐给所有在口腔种植领域辛勤耕耘的同道们，希望读者通过阅读本书能够获得宝贵的知识和启发。同时，感谢编者团队的辛勤奉献，感谢出版社编辑对我国口腔种植学的高质量发展所作的贡献。

福建医科大学附属口腔医院

2024 年 8 月

前　言

口腔种植学是 20 世纪中期口腔医学领域出现的一门新学科,经历了半个多世纪的不断探索、研究与发展,它已成为当今口腔医学领域中发展迅速、应用广泛的临床二级学科。国家卫生健康委员会相应出台了《口腔种植技术管理规范》。目前,越来越多的口腔医师、口腔医疗单位正在开展口腔种植,越来越多的牙列缺损、牙列缺失患者会选择口腔种植修复,以恢复他们的咀嚼功能。这些情况表明口腔种植的发展已势不可挡,进一步推动这一学科的健康规范发展是口腔医学工作者不可推卸的历史责任。然而,决定这一学科能否健康规范发展的重要因素,包括种植体本身、诊疗环境和设备与器械,以及从事口腔种植的人员(包括医师、护士和技师)是否具备规范口腔种植决策的理念和技能。从业者必须懂得并掌握口腔种植的一系列决策程序及规范操作技术,才能为患者提供功能、美观、舒适且长期稳定的种植修复体。

近年来,随着口腔种植材料和临床技术的发展,口腔种植临床治疗得到了大力推广。与此同时,我们也看到一些初学者,由于缺乏临床经验,在临床诊疗过程中无法熟练而快速地为不同患者制订个性化的治疗方案。进行临床决策时,往往容易忽略对某些因素的考量。对于刚刚从医学院校毕业的医学生而言,如何把所学系统理论知识转化为临床实践思维,从而为患者制订精准的种植治疗方案,成为一道难以轻松跨越的鸿沟。种植体纳入集采后,大量口腔医师参与到种植修复治疗,希望本书能为各级口腔种植医师提供更加丰富的临床案例及更加系统的临床决策路径指导。

口腔种植个体化决策治疗方案的制订,是衔接种植理论课与临床操作的桥梁,熟练的专家往往一眼就能作出决策,但对于新手而言却是非常困难,且无法理解其决策的内涵。在决策时往往容易忽略对某个因素的考量,造成考虑不周全。由于口腔种植技术的复杂性,口腔种植的临床工作往往需要经过专门的培训。

本书致力于提供一步步治疗过程中的决策因素考量,为入门者提供全面细致的考量因素体系,供其参考。作者团队基于口腔种植学的基础与临床研究,并参考相关文献和共识性论述,较为全面地阐述了口腔种植的基础理论与临床实践。在基础理论方面,本书重点强调与种植临床密切相关的种植摄影学、种植影像学、种植材料学、种植生物力学基础、种植药物学、种植美学研究成果与进展。在临床实践方面,本书详细阐述了口腔种植的临床程序,以临床诊疗过程为主线,囊括了口腔种植时机、口腔种植外科、软硬组织增量、种植负荷、种植修复、牙周与种植、数字化种植,并将其融会贯通。本书通过三条主线,分为三个版块向读者全面展现了口腔临床诊疗思维与实践过程。其一,通过口腔种植治疗基础理论为初学者建立贴合临床的系统而全面的认知。其二,通过口腔种植临床决策程序过程,对口腔种植治疗程序和技术进行详细论述。其三,以单颗后牙种植为例,展现了种植决策治疗所获得的理想功能和美学效果,并详细叙述治疗过程。

衷心感谢中华口腔医学会副会长王佐林教授,中华口腔医学会口腔种植专业委员会前任主任委员宿玉成教授、现任主任委员赖红昌教授、候任主任委员陈江教授为本书作序。

感谢中山大学附属口腔医院陈卓凡教授在本书编写过程中给予的宝贵意见。他对口腔种植学的发展以及口腔种植治疗的基础理论、口腔种植临床决策过程的独特见解和深刻领悟给予了编者许多启发。感谢中山大学光华口腔医学院的领导,尤其是程斌院长和陈望南书记在编写和出版过程中的大力支持,使本书的编写工作得以顺利推动。感谢人民卫生出版社各级领导的信任和支持。感谢团队成员敖勇、陈世杰、甘雪静、高广琦、龚卓弘、郭心瑜、韩宗蒲、黄柱伟、李娜、李芷欣、刘海雯、石宇涵、宋嘉颖、孙玥、王小双、武诗语、李江波、夏睿迪、谢律、薛俊龙、杨杰婷、叶晨、曾培生、张燕姝、张鹰野、周璇、邹阳在本书编写过程中所付出的努力。感谢以下项目对本书出版提供的资助:中山大学本科教学质量工程类项目、广东省研究生教育创新计划项目。

书中各章内容虽经编者多次审阅、修改,但由于学识有限,难免出现不足甚至疏漏,希望广大读者在阅读时提出宝贵的意见,以便再版时更正。

陈泽涛　黄宝鑫

2024 年 8 月

目　录

第一章　单颗后牙初诊患者临床资料收集

第二章　单颗后牙种植方案设计

第三章　单颗后牙种植一期手术

第四章　单颗后牙种植二期手术

第五章　单颗后牙种植印模与种植修复设计

第六章 单颗后牙戴种植修复体

第七章　单颗后牙种植修复体的维护

第一章
单颗后牙初诊患者临床资料收集

1

　　种植修复是目前修复单颗后牙缺失的常规手段。对于刚接触口腔种植的医师而言，首例种植修复病例往往从单颗后牙开始。因此，掌握单颗后牙缺失的规范化种植治疗过程十分重要，可以形成系统规范的诊疗思维，为今后诊治复杂病例打下坚实的基础。

　　全面的检查与评估是设计诊疗方案的重要依据。本章将分别介绍收集患者临床资料所需要涵盖的各方面内容，为后续的诊断与治疗提供参考。全面的患者临床资料应包括病史、口腔检查、影像学检查、图像记录，从主观诉求到客观检查，从全身条件到局部情况，从软组织到硬组织，均应记录在案。随着数字化技术的发展，在不久的将来，患者的数字化数据（如面部光学扫描、口腔数字化扫描、下颌运动轨迹记录等）也将成为基本资料之一。另外，全面收集患者临床资料也有利于开展回顾性临床研究。可以说，患者的临床资料是一笔重要的"财富"。因此，系统完整地收集初诊患者的临床资料是规范诊治的基础，也是口腔种植医师必须掌握的基本技能。

第一节   病史采集

患者初次就诊时,医师应通过问诊的方式与患者交流,从而获取第一手资料,在了解患者的诉求后将其纳入整体治疗计划的考量中,从而达到以患者为中心的治疗目的。此外,医师还应对患者进行有计划、有条理的询问,从而获得全面的病史资料,为诊断、治疗与预后评估提供有效信息,以及避免严重的种植治疗并发症。本节主要介绍问诊的原则与技巧,以及针对单颗后牙缺失患者问诊的主要内容。

一、基本信息

基本信息包括患者的姓名、性别、年龄、民族、职业、联系方式、常住地、就诊期望等。基本信息为判断患者的就诊期望提供了重要参考。常住地可提示患者复诊的难易程度。了解患者的年龄有助于辅助判断患者是否处于生长发育期,以及术后愈合能力等。患者的民族文化需要得到尊重,因其有时候会对治疗计划产生影响。患者的职业有时候可以反映其治疗期望。总之,对患者的基本信息了解越全面,就越有利于制订合理的治疗计划。

二、主诉

主诉应简明扼要,记录的是患者前来就诊的主要原因,表述中应包括缺牙位置、缺牙时间以及治疗目的,例如,左侧下颌后牙拔除3个月要求种植修复。即使是单颗后牙缺失的患者,其诉求实际上也各不相同,可能是为了改善美观,改变偏侧咀嚼习惯,甚至是改善面形等,需要在与患者交流中明确确认其真实的就诊目的。医师应当引导患者将自身诉求表达清晰,并对患者的诉求有明确的了解。对于种植修复无法解决的诉求,应该在交流时向患者解释说明,并提供其他的治疗建议。

三、现病史

口腔专科病史应围绕患者的主诉牙,详细描述问题的发生、发展及就诊前诊疗的全过程。此外,种植修复作为修复治疗的其中一种手段,治疗前还应关注患者的口腔整体状况,尤其是可能对种植修复治疗流程及近远期效果产生影响的口腔病史。全面了解口腔专科病史,一方面有助于更好地制订种植修复治疗计划;另一方面,这些信息也在一定程度上反映患者对口腔疾病的认知及重视程度。

（一）缺失区域

对于单颗后牙缺失的患者,应重点关注缺失牙的时间、缺失原因、患牙修复治疗史(如是否曾行可摘义齿、冠桥修复及其类型与年限)。邻牙及对颌牙有无不适及口腔专科治疗史。

（二）口腔整体情况

1. 口腔卫生   自我保健方式(工具)及频率。

2. **牙周状况**　牙周病史、牙周治疗史。

3. **牙体牙髓病史**　是否易患龋、牙体牙髓治疗经历。

4. **正畸治疗史**　若患者近期有正畸治疗史或在保持器配戴期,还应注意询问患者正畸相关情况,以制订相适应的种植修复方案,达到预期修复效果。

5. **颞下颌关节疾病史**　询问有无关节弹响、开口偏斜、张口疼痛等症状。

6. **口腔黏膜病史**　如复发性阿弗他溃疡、大疱性疾病、紫癜与血肿等。

7. **口腔副功能情况**　如磨牙症、紧咬牙等。

四、既往史

此处主要指患者的全身健康状况、既往患病经历及现阶段控制情况、个人史等。全面收集患者的既往史有助于了解患者过去存在的健康问题,避免种植手术过程中的突发紧急状况,有利于评估种植修复预后状况,从而适时调整治疗计划。由于种植治疗过程包含外科手术,医师应重点关注患者对口腔门诊手术的耐受能力,包括心肺功能、代谢功能、凝血功能,可能影响种植手术及种植体骨结合的疾病、精神病史、传染病史及过敏史等。此外,患者的吸烟史、饮酒史及妊娠情况等会影响种植修复预后,甚至不利于开展手术,也应在初诊时问询。

既往史采集主要包括以下内容。

1. **药物过敏史**　是否存在药物以及食物过敏史,尤其是局麻相关药物、抗生素、碘制剂等。种植术前会给患者用碘制剂局部消毒,同时会在手术区域注射麻药。种植术后会常规给患者开止疼、抗菌(头孢类和硝基咪唑类)等药物。若有过敏史,应严格记录,以免发生用药不良反应。

2. **系统性疾病史**　主要包括心血管系统疾病(高血压、心脏病等),内分泌系统疾病(糖尿病、甲状腺疾病等),血液系统疾病(凝血障碍、自身免疫性疾病等),运动系统疾病(骨质疏松症等),泌尿系统疾病(肾炎等),呼吸系统疾病(鼻炎等),消化系统疾病(胃肠、肝脏疾病等),其他如肿瘤史。

3. **家族病史**　先天性系统性疾病,如血友病、地中海贫血等。

4. **其他病史**　重点关注有无放化疗史、心脏手术史、肿瘤手术史等。

5. **现用药情况**　是否有长期药物治疗史、用药品类、服用方法等。应重点关注抗凝药物及治疗骨质疏松症的药物,如双膦酸盐类药物的使用情况。

6. **妊娠史**　重点关注是否处于妊娠或哺乳阶段。因种植修复疗程相对较长,需要进行多次影像学检查,对育龄期女性患者还应询问近期是否有妊娠计划。

7. **传染病史**　艾滋病、梅毒、乙肝、结核等。

8. **吸烟史**　若患者有吸烟史,应记录吸烟量(每日/每周/每月 ____ 支)。

9. **饮酒史**　若患者有饮酒史,应记录饮酒量(每日/每周/每月 ____ mL)。

10. **精神病史**　精神类疾病可能影响患者的自理能力、治疗依从性及自我口腔卫生保健,应针对性评估。

临床工作中可以设计一份简明的标准化病史采集表,以便于填写。应注意记录病史资料的可靠性,若资料来源非患者本人,则应注明其与患者的关系。种植专科病历示例详见本章第六节。

第二节　口腔专科检查

单颗后牙缺失的口腔专科检查同其他口腔检查有异曲同工之处,进行临床检查时,医师应遵循一定的顺序和流程进行。针对众多检查项目,可制订特定的检查表格,确定检查内容和检查顺序,避免遗漏。在医师检查的同时,助手协助记录,可以提高工作效率,并避免信息错漏。特别需要强调的是,在检查过程中,医师应有修复治疗的整体概念。

一、颌面部检查

观察面部左右是否对称,具体包括关节区、下颌角、下颌支和下颌体的大小与长度是否正常,双侧咀嚼肌的丰满程度。观察颏点是否居中,面下 1/3 是否协调。这些信息可提示颌面部的发育情况、咀嚼习惯,以及某些病理变化(肿瘤、颞下颌关节疾病等)。

二、颞下颌关节检查

判断下颌运动功能是否存在障碍,患者张口时,观察开口形。正常的开口形为下颌直向下后,开口形记录为"↓",没有偏斜、震颤或弹跳等异常。注意颞下颌关节区触诊有无压痛、弹响或杂音,关节动度是否一致。这些信息可提示颞下颌关节的运动功能状态。

三、开口度检查

开口度通常是指患者在尽可能张大口时上下颌中切牙切缘之间的距离。测量开口度可用刻度尺直接测量,记录最大自由开口度。如果有疼痛,记录疼痛出现时的开口度。如果有主动开口受限,应注意记录被动牵张(在上下颌切牙区施加开口方向的力)时的开口度,以便后续分析原因。开口度除了提示颞下颌关节的功能状态,更重要的是与种植手术的操作空间直接相关。医师应重点关注缺牙位点种植时所需的开口度,确保实际开口度满足手术入路(图 1-2-1)。

四、咀嚼肌检查

嘱患者闭口、开口、咬合,分别观察咀嚼肌(包括咬肌、翼内肌、翼外肌和颞肌)的大小及对称性,通过触诊评估咀嚼力度和是否存在副功能咬合,例如紧咬牙等。后牙区的种植修复体容易受到过大侧向力的作用而产生修复并发症。咀嚼肌的力量强弱与后牙区种植修复体的长期机械并发症相关。医师应该在治疗之前对患者咀嚼肌力量的大小有所判断,以利于进行合理的种植修复体设计,从而保障其远期疗效。

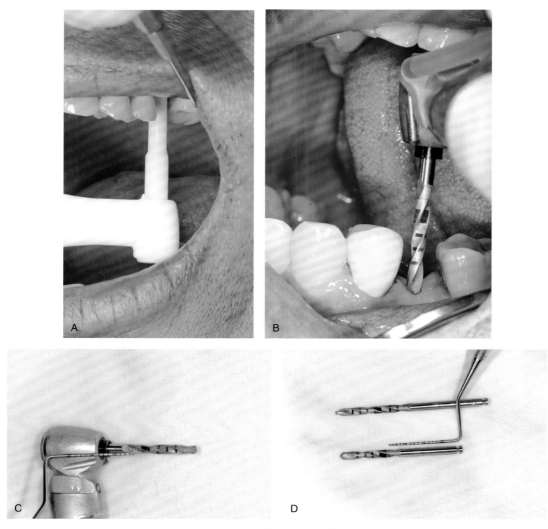

图 1-2-1　种植手机与开口的对比

A. 与种植手机相同大小的 3D 打印模型,模型上带的钻针长度可以根据实际需要分别制作,一般钻针长度有 34mm、36mm 等　B. 种植手机在缺失牙患者口内的实际情况　C. 种植手机口外长度测量　D. 短钻针、长钻针

五、唾液腺检查

唾液腺检查应采用两侧对比的方法。除形态以外,还应注意导管口分泌物的情况。可按摩、推压腺体,以促进分泌,同时对分泌液的色、量、质进行观察和分析,必要时可进行实验室检查。唾液腺感染性疾病的治疗应优先于种植修复。唾液的质量也可提示患者对龋病与牙周疾病的易感性、种植修复体的自洁能力、黏膜修复能力等。

六、𬌗关系检查

正常𬌗的标准是牙齿排列整齐无错位,上下颌咬合关系正常,上下颌磨牙尖窝相对且广泛接触。以上颌第一磨牙为基准,将错𬌗畸形分为中性𬌗(安氏Ⅰ类)、远中𬌗(安氏Ⅱ类)和近中𬌗(安氏Ⅲ类)。在𬌗关系检查中,需要观察咬合是否稳定(牙尖交错𬌗的接触面积,是否可重复,各向运动是否有干扰)。任何修复治疗都是对患者𬌗关系的干预,所以术前应该对患者的整体𬌗关系有所掌握,以免修复后引起患者的咬合功能紊乱。

七、牙齿磨损情况

若患者存在不良咬合习惯,无疑会增加种植机械并发症。对于全牙列重度磨损、垂直距离降低、颞下颌关节有症状者,往往伴随修复空间不足、种植机械并发症风险高等问题,不建议只行单颗牙修复。因此,在种植治疗之前,需分析患者存在不良咬合习惯的病因,进行针对性治疗。必要时进行咬合重建,以恢复其正确的垂直高度和水平关系。

牙体慢性损伤的原因包括咀嚼磨耗、酸蚀性磨损、机械性磨损。在修复治疗开始之前,应辨别生理性磨耗和病理性磨损,并分析找出主要病因。

牙体慢性损伤的程度可用磨损指数(tooth wear index,TWI)表示。0 度:釉面特点未丧失,牙颈部外形无改变;1 度:釉面特点丧失,牙颈部外形丧失极少量;2 度:牙釉质丧失,牙本质暴露少于𬌗面的 1/3,切缘牙釉质丧失,且刚暴露牙本质,牙颈部缺损深度在 1mm 以内;3 度:牙釉质丧失,牙本质暴露多于𬌗面的 1/3,切缘牙釉质和牙本质丧失,但尚未暴露继发牙本质和牙髓,牙颈部缺损深达 1~2mm;4 度:牙釉质完全丧失,牙髓暴露或继发牙本质暴露,切缘的继发牙本质或牙髓暴露,牙颈部缺损深度大于 2mm。

八、牙周检查

牙周检查包括评估患者口腔卫生状况,观察牙龈色、形、质是否异常,余留牙的探诊深度,临床附着水平,探诊出血以及牙龈退缩情况。所有的患者在种植修复前都应该进行牙周病的筛查。若存在活动性牙周炎,则需要进行牙周风险因素评估,及时控制风险因素并进行系统性牙周治疗,待牙周状况稳定后再制订修复治疗计划。

九、邻牙检查

值得强调的是,医师应明确邻牙是否存在龋坏、颈部缺损或炎症,在种植修复之前须完善邻牙的治疗。另外,临床研究显示,牙间乳头的高度主要取决于邻面牙槽骨的高度,当邻牙有修复体(尤其是修复体边缘位于龈下)或邻面的龈乳头萎缩(牙槽骨高度丧失),则正常轮廓的修复体与邻牙之间出现"黑三角"及食物嵌塞等并发症的风险会增加。因此,需要在种植修复前与患者沟通,说明治疗前的情况。建议拍摄根尖片进行邻牙牙体情况的检查及确认(图 1-2-2)。

十、缺牙位点检查

(一)𬌗检查

一般而言,单颗牙缺失的患者牙尖交错𬌗不会发生较大改变,但长期缺牙可能会导致局部咬合关系变化(如邻牙倾斜、移位或对颌牙伸长)。此外,在下颌前伸运动、侧方运动时,可能会存在𬌗干扰。

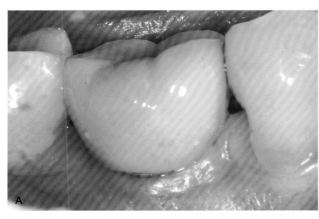
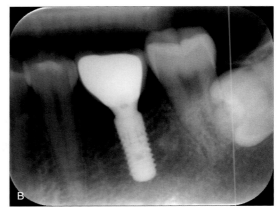

图 1-2-2 邻牙检查

A. 邻牙牙龈退缩导致修复体与邻牙出现黑三角的口内照　B. 黑三角对应的根尖片显示牙槽骨与牙接触点的高度

1. 覆𬌗　检查非功能尖的牙尖斜度。覆𬌗与修复体受到的侧向力有关。对于后牙缺失,前磨牙区开𬌗者,提示其余后牙区受力增加。

2. 覆盖　检查缺失牙在理想排牙时,理想的牙冠在冠状面上与对颌牙的尖窝相对情况。正锁𬌗或反锁𬌗会限制患者的下颌侧向运动。如果种植位点出现锁𬌗,则修复体的受力方向不可能垂直于种植体,需要提前设计种植修复体的咬合关系和种植体的穿龈位置。

(二) 修复空间

修复空间包括缺牙间隙的近远中距和𬌗龈距(图 1-2-3)。近远中距指邻牙接触点之间的距离,𬌗龈距指缺牙间隙牙槽嵴顶黏膜到对颌牙尖的距离。长期缺牙往往会导致局部咬合关系紊乱,如邻牙倾斜、移位或对颌牙伸长,从而导致修复空间不足。当咬合关系局部轻度紊乱时,可通过调𬌗、调改邻牙、调磨种植床骨嵴等方法获得更多的修复空间。当保守方案不足以矫正局部紊乱,则需通过正畸或修复治疗开辟足够的修复空间。另外,值得注意的是,后牙长期缺牙(尤其是下颌游离端缺失),往往会导致舌及颊面部软组织(如颊脂垫)代偿性肥大,修复后易增加患者的不适感或出现咬颊、咬舌现象。

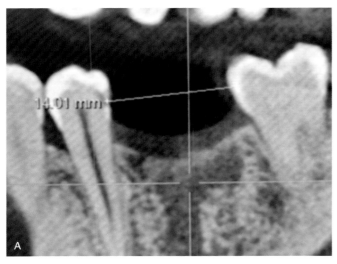
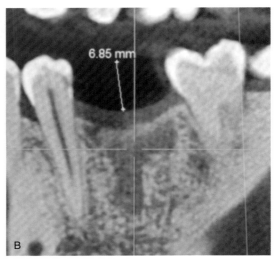

图 1-2-3 缺牙间隙的近远中距和垂直向𬌗龈距的测量

A. 缺牙间隙的近远中距　B. 缺牙间隙的𬌗龈距

（三）剩余牙槽嵴

检查包括骨形态、骨高度和宽度、牙与骨的轴向。口腔检查可大致判断剩余牙槽嵴的情况,了解骨结构的凹陷或凸起,尤其需要关注上颌颊侧倒凹区及下颌舌侧根方倒凹区。但因软组织厚度不确定,评价牙槽嵴形态往往需要结合影像学检查。

（四）黏膜检查

黏膜检查应包括角化龈的量、龈乳头是否存在、颊系带附着位置及明确黏膜是否病变。

1. 角化龈　角化龈是具有高度角化的上皮,其黏膜下层的结缔组织致密并附着于骨面,在缺牙区表现为淡粉红色不可移动的咀嚼上皮。需要检查缺牙区角化龈厚度与颊舌侧角化龈宽度。牙槽嵴顶的角化龈厚度影响种植体植入深度。嵴顶黏膜厚度菲薄者,骨水平种植体植入深度应保证在黏膜下 3mm,而不一定平齐骨面,否则容易出现边缘骨吸收。当种植体周颊舌侧角化黏膜宽度<2mm 时,容易出现刷牙不适感、菌斑堆积和种植体周炎,需要考虑后续进行角化龈增宽术。因此,术前需要记录并评估缺牙区的角化龈情况（图 1-2-4）。

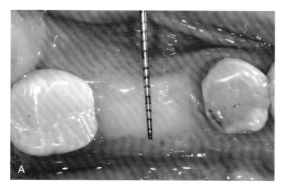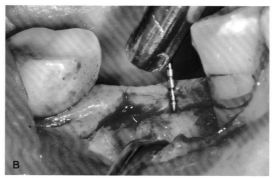

图 1-2-4　角化龈宽度和厚度临床实测
A. 角化龈宽度测量约为 7mm　　B. 角化龈厚度测量约为 2.5mm

2. 龈乳头　缺牙间隙近远中龈乳头是否存在,对种植修复疗效的美观与功能均有重要影响,因此应在术前进行评估,必要时需要手术干预。可以使用 Jemt 于 1997 年提出的牙龈乳头指数 PIS 进行评价,0 分＝无龈乳头;1 分＝龈乳头不超过邻间隙高度的 1/2;2 分＝龈乳头充满超过邻间隙高度的 1/2,但未到邻牙触点;3 分＝龈乳头充满整个邻牙间隙;4 分＝龈乳头过度增生。

3. 颊系带　系带附着作为活动性游离黏膜应予以关注。当颊系带附着过高,且与种植位点距离过近时,种植术后容易出现颊肌运动时系带牵拉导致创口裂开,种植修复后可出现系带牵拉导致基台穿龈区软组织封闭不良引起的菌斑附着及炎症等并发症。因此,必要时在手术过程中可进行系带松解。

4. 黏膜病变　对患有扁平苔藓或类天疱疮等黏膜病变的患者,治疗前应慎重。若病变侵袭到牙龈,则易妨碍菌斑控制,可增加感染风险。

第三节　影像资料收集

影像学的发展是精准种植治疗实现的前提。术前采集患者完整的影像学资料，既有利于全面了解术区的解剖学结构，又有利于后续治疗方案的设计及确定。

根尖片、全口牙位曲面体层片（全景片）、锥形束计算机体层成像（cone beam CT，CBCT）是临床上最常用的三种影像学检查方法。根尖片有助于医师了解缺牙区域的骨质骨量情况。全景片有利于快速了解颌骨体层全景，初步掌握重要解剖结构的信息（如上颌窦、下颌管等），并可筛查患者是否存在颌骨异常病理变化，以评估病变对种植治疗的影响。CBCT则有助于获得缺牙区域三维骨量及重要解剖结构的信息，以设计完善的种植治疗方案。

经过问诊及初步临床检查后，对于有种植修复意愿且满足基本条件的患者，可以进行影像学检查以明确缺牙区的骨质与骨量。单颗后牙缺失患者在初次接诊时，在条件允许的情况下，优先选择CBCT及根尖片。在无法进行CBCT检查的情况下，全景片可以提供重要的参考信息。本节将主要介绍上述三种常用的影像学检查方法及相应的阅片要点，并对常见的病理变化及相应处理方式进行简要介绍。

一、根尖片

根尖片是具有较高的空间分辨率和灰度分辨率的局部二维影像，可供医师初步了解局部缺牙区域的骨密度、拔牙窝愈合情况、缺牙区域与邻牙及重要解剖结构间的关系（图1-3-1）。根尖片尤其有助于快速判断邻牙倾斜度，相较于其他影像学检查，根尖片拍摄时产生的图像形变较小，这对判断邻牙倾斜导致的修复空间不足尤为重要。根尖片能反映邻牙根尖周的细节情况，包括牙周膜宽度、异常骨密度的边界清晰程度、骨小梁结构、骨密质厚度等。相对来说，根尖片价格低廉，放射量小，易于拍摄，快速简便，是目前种植治疗过程中使用最多的影像学检查方法。

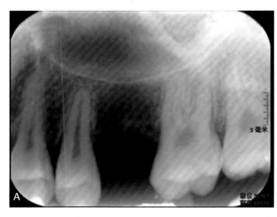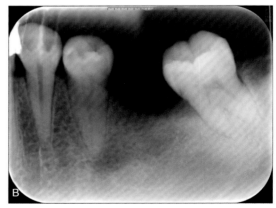

图 1-3-1　单颗后牙根尖片
A. 上颌第一磨牙缺失，拔牙窝未完全愈合，骨质较疏松，邻牙根尖无异常
B. 下颌第一磨牙缺失，缺牙区骨质恢复情况较好，下颌第二磨牙近中倾斜，邻牙根尖无异常

然而,由于根尖片为二维图像,故只能显示缺牙区域近远中方向上的牙槽骨水平,不能反映缺牙区唇颊侧或舌腭侧的牙槽骨状态。此外,对于部分结构复杂的区域,可能存在影像重叠,因此会在一定程度上影响临床医师的判断。另外,根尖片受投照角度的影响,易出现局部压缩和放大的情况。综合上述特点,单独使用根尖片难以准确获得种植区域牙槽骨高度及厚度的信息,故其仅被作为初步检查手段。使用平行投照技术可有效减少图片的缩放与变形,这要求拍摄根尖片时胶片与牙长轴平行放置,中心射线垂直穿过牙长轴与胶片,焦点与胶片的距离尽可能延长,操作较为复杂。

二、全口牙位曲面体层片

全口牙位曲面体层片简称全景片,可在一张 X 线片上显示双侧上颌骨、下颌骨、上颌窦、颞下颌关节及全口牙齿等,能较为全面地观察上下颌骨外伤、炎症、肿瘤、额外牙、埋伏牙等病变。对于种植治疗来说,全景片可提供许多必要的信息,如牙槽骨高度与密度、下颌管及上颌窦底位置(图 1-3-2),尤其在后牙区的种植骨量评估中帮助较大。其放射剂量也相对较小,相比于根尖片,全景片的影像学范围更广,可初步观察患者的口腔整体状况,有利于迅速评估口内余留牙,及时发现颌骨内存在的其他病变,以及提供双侧颞下颌关节的初步信息。另外,全景片可以使医师快速掌握牙周炎患者的牙槽骨吸收状况与类型,判断患者进行种植治疗的风险。

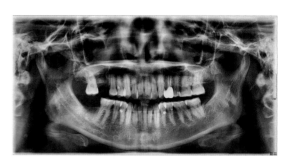

图 1-3-2 全景片显示正常的上颌窦底与下颌管影像

与根尖片相比,全景片的细节显示不清晰。由于其同为二维影像,故仍不能反映牙槽骨颊舌向的状态,还可能出现解剖结构的影像学重叠,会对一些重要的影像学结构产生干扰,尤其在前磨牙区域。此外,全景片存在影像放大、扭曲、变形的问题,平均失真率达 20%,且各个部位的失真率各不相同,难以获得准确的颌骨高度。因此,为了在临床上获得较为准确的数据,可制作带钢珠的咬合模板,让患者戴入后进行摄片,通过测量图像上钢珠的直径与钢珠实际直径,计算得出图像的放大率,再测量图片上缺牙区的颌骨高度,通过换算得出实际的颌骨高度(图 1-3-3,图 1-3-4)。研究显示,使用数字化全景片可有效减小失真率,其失真率均值仅为 0.8%。此外,在数字化全景片上,医师可通过软件直接测量缺牙区颌骨高度,并通过调节图片的亮度或对比度,以及将图片局部放大,来更清晰地观察骨小梁结构与重要的解剖结构。

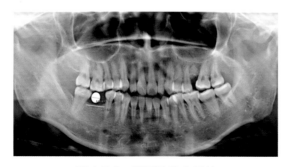

图 1-3-3 带钢珠的全景片

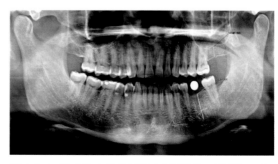

图 1-3-4 数字化全景片显示下颌缺牙区牙槽嵴距下颌管 15.61mm,上颌缺牙区牙槽嵴距上颌窦底 6.05mm

三、锥形束计算机体层成像

锥形束 CT（cone beam CT,CBCT）通过带有 X 线发射源和探测器的旋转机架拍摄而成,可以在矢状面、横断面与冠状面进行扫描获取图像,并将获得的多个连续层面图像进行三维立体重建。因此,临床上医师可直接选择缺牙位点的相应层面,通过影像相关软件的测量功能,对缺牙位点可用骨的高度、宽度及厚度进行测量,进一步确定种植体的直径及长度,并可利用相应软件进行模拟种植设计,调整最佳的种植体植入位置、角度及深度（图 1-3-5）。此外,各重要解剖结构位置也可在 CBCT 上清晰显示,如后牙区常关注的下颌管、上颌窦等结构。使用 CBCT 可进一步明确下颌管在近远中及颊舌向的走行,从而使下颌后部可用骨高度的测量更加准确。上颌窦底三维形态的评估同样有赖于 CBCT,包括窦底区骨的厚度与形态,上颌窦底近远中向及颊舌向的形态变化,窦腔内是否存在分隔以及分隔的数量和形态,窦底区域牙槽嵴轮廓的相对位置关系,上颌窦黏膜厚度及是否存在异常等。

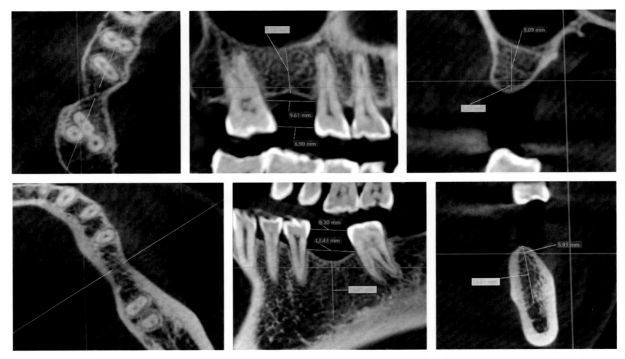

图 1-3-5　CBCT 测量缺牙区种植的可用骨量,矢状面上测量缺牙位点可用于修复的近远中距离与牙槽嵴顶水平的缺牙间隙大小,冠状面上测量可用骨宽度与牙槽嵴至上颌窦底或下颌管的骨高度

除了缺牙位点可用骨量的测量,CBCT 同样可对缺牙区剩余牙槽骨的骨质给出一定的提示。相较于二维图像中影像重叠带来的干扰,CBCT 可相对准确地判断缺牙位点不同部位骨密质的厚度、骨小梁的结构以及骨松质的密度。此外,再结合根尖片所显示的缺牙区域整体的骨密度,将有助于临床医师对牙槽骨的密度进行分类（图 1-3-6）。

因此,CBCT 是种植治疗设计中的重要参考依据。目前,利用 CBCT 信息设计种植手术方案,能有效提高种植手术的精确度,为复杂病例的种植治疗提供可靠参考。需要指出的是,当 CBCT 数据要与口腔数字化扫描（简称口扫）数据拟合时,应嘱患者开口拍摄 CBCT,否则所获取的 CBCT 数据中上下颌牙冠影像相互重合,无法与口扫数据配准。

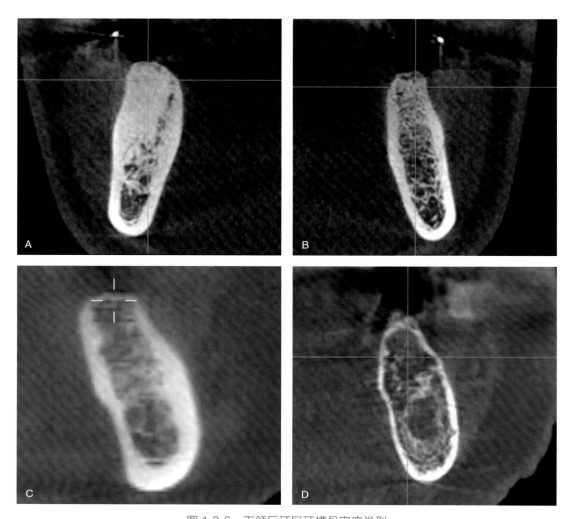

图 1-3-6   下颌后牙区牙槽骨密度类型

A. Ⅰ类骨(颌骨几乎完全由均质的骨密质构成)   B. Ⅱ类骨(厚层的骨密质包绕骨小梁密集排列的骨松质)
C. Ⅲ类骨(薄层的骨密质包绕骨小梁密集排列的骨松质)   D. Ⅳ类骨(薄层的骨密质包绕骨小梁疏松排列的骨松质)

尽管如此,CBCT 仍和传统 CT 图像一样,易受金属伪影的干扰,进而影响临床诊断的质量。CT 检查金属伪影是指金属物体在 CT 检查时引起的放射状或片状明亮区域。由于种植治疗过程中涉及多种金属,在邻牙存在金属修复体或种植体植入后的情况下,金属伪影造成医师诊断困难。金属伪影对临床诊断的影响主要体现在,金属物体周围组织观察困难,例如难以判断骨缺损情况,这对于需要精确定位观察的种植诊断、治疗来说,显然造成了干扰。CT 检查中的金属伪影问题目前仍未被彻底解决。临床上通常采用两种方法降低金属伪影,一是采用特殊的扫描参数设置,减小扫描层厚以降低阶梯状伪影;二是采用图像处理方法,通过特殊的算法减少伪影的影响。

此外,CBCT 尚存在以下不足:①相较于根尖片及全景片,CBCT 的放射剂量仍较高,不宜连续多次拍摄。根据国际放射防护委员会的建议,在通常条件下,公众年平均有效剂量不应超过 1mSv(不包括天然本底照射和放射治疗产生的医疗照射)。不同品牌的 CBCT,选取的视野、体素大小、曝光参数、传感器不同,会使 CBCT 检查产生的有效剂量的变化范围较大,数量级可从数十到上千 μSv。② CBCT 的价格相对昂贵,其结果分析需要相应的软件支持,限制了它的临床使用。③与传统 CT 相比,CBCT 的空间分辨率较高,但密度分辨率不足,对于软组织的解剖结构显像不够清晰。

四、常见病理变化

除了解正常的重要解剖结构,临床上还需进一步观察口内是否存在异常的病理变化,分析其对种植治疗效果的影响,并进行相应的临床处理。对位于种植术区的异常病理影像,建议谨慎进行种植治疗,分析可能的病因。对位于非种植术区的异常病理影像,则应判断其对种植区域可能造成的影响。若为恶性肿瘤或广泛病变,则应积极处理原发病灶,延迟种植治疗。若为局部炎症性病变,则应在炎症控制后再行种植。若为局部残根、埋伏牙,则应注意有无感染,局部治疗后可行种植治疗。以下简要介绍临床常见的颌骨病理变化。

(一)颌骨密度异常增高

颌骨密度异常增高常见于致密性骨炎或骨岛(图 1-3-7)。致密性骨炎为持续性低毒性因素刺激产生的一种骨质增生的防御性反应,影像学表现为骨小梁增多增粗,骨密度增高,骨髓腔变窄甚至消失,与正常骨组织无明显分界。骨岛为软骨内化骨过程中的发育异常,在骨松质中产生骨密质,影像学表现为圆形、卵圆形或不规则形,边界清晰,无膨胀的致密硬化区。由于患区骨密度增高、血供减少,种植失败风险增加,因此建议在种植方案设计中尽量避开颌骨密度异常增高区域,否则应尽量控制种植过程中的产热,避免骨灼伤。在种植体设计合理、手术方案得当,以及严格控制术中产热的前提下,于骨瘤或致密性骨炎区域植入种植体同样有机会获得良好的骨结合,但远期效果并不明确。

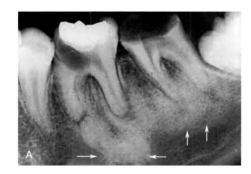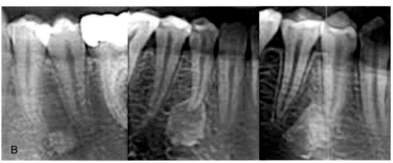

图 1-3-7　颌骨密度异常增高的影像学表现
A.致密性骨炎影像(箭头示)　B.骨岛影像

(二)颌骨密度异常减低

颌骨密度异常减低多由根尖周囊肿和残余囊肿引起(图 1-3-8)。根尖周囊肿属于颌骨炎症性疾病,可能是由于根尖肉芽肿在拔牙后未适当处理发展而成。根尖周囊肿表现为形状规则、大小不等的圆形或卵圆形低密度影,边缘清晰。残余囊肿表现为拔牙窝周围骨质有低密度小而圆形的囊腔。当邻牙或缺牙区发现囊肿时,为避免囊肿不断扩大影响种植体存留,建议先彻底清除颌骨内囊肿,视颌骨骨量设计种植方案。

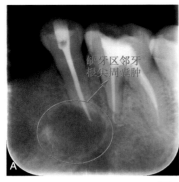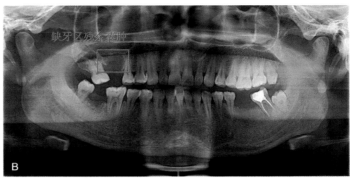

图 1-3-8　颌骨密度异常减低的影像学表现

A. 缺牙区邻牙根尖周囊肿　B. 缺牙区发生的残余囊肿

（三）其余颌骨肿物

除上述炎症或发育导致的颌骨密度改变外，颌骨中还可能出现其他良性或恶性肿物，如：牙源性角化囊肿、成釉细胞瘤、骨瘤、骨肉瘤、颌骨中心性血管瘤等。其影像学表现多为不规则的骨质破坏或骨密度的改变，良性肿物边界多清晰，而恶性肿物通常不具备明显的边缘。当种植前检查发现患者具有此类颌骨肿物病变时，应先积极处理原发病灶，延迟种植治疗。

第四节　图　像　收　集

照片、视频、音频等图像资料的收集是临床资料收集的重要环节。在开始治疗之前，应拍摄完整、标准且清晰的图像，以准确记录患者治疗前的原始状态。可为制订种植治疗方案提供详尽的参考资料，在治疗前实现高效的医患沟通，同时对患者进行知情教育，最后在治疗完成后提供直观的治疗前后效果对比资料。因此，规范地收集治疗前的图像，对进行准确的临床诊断、制订完善的个性化治疗计划、推进治疗过程、规避治疗风险乃至评估预后等方面均起重要作用。

一、单颗后牙缺失图像收集器材和设备

口腔摄影要求拍摄口腔内软硬组织的细微结构，甚至是表面纹理，由于光线难以进入口内，所以必须使用特殊的摄影器材与设备才可以使拍摄的图像达到要求。这些器材与设备包括：足够分辨率的数码相机、焦距合适的微距镜头、提供合适光源的闪光灯、可以充分牵拉暴露口腔内部的牵拉器，以及调整拍摄角度的反光镜等。使用不同设备（相机、闪光灯）拍摄的图像可能有细微差异，光线与拍摄角度的变化也会导致图像表达的细节不同，但其目的均是为了获得清晰、完整的图像。随着摄影技术与理念日新月异的发展与进步，口腔摄影技术与理念也必然会随之更新。下面将简单介绍目前比较主流的口腔摄影器材与设备。

1. 数码单反相机　数码单反相机是目前用于口腔临床摄影的主流拍摄设备。按照传感器分类,数码单反相机可分为全画幅、非全画幅两类。一般而言,非全画幅的数码单反相机就能满足种植治疗常规的拍摄需求。

2. 微距镜头　单反相机镜头根据能否改变焦距分为定焦镜头和变焦镜头两类。口腔临床摄影一般需要使用微距定焦镜头。较常使用的微距镜头规格有 60mm 和 105mm 两种。口腔种植临床常规拍摄推荐选择 105mm 的微距镜头。

3. 环形闪光灯　由于口腔内为暗环境,为保证足够的景深及高质量的画质,需要借助闪光灯保证曝光量。根据不同的临床需求,在口腔种植临床摄影中常用的闪光灯有环形闪光灯(简称环闪)和双点闪光灯。单颗后牙缺失的拍摄推荐使用环形闪光灯。

4. 牵拉器　牵拉器用于拍摄时牵拉唇颊部软组织,以暴露足够的软硬组织,并且便于反光板、黑色背景板在口内的放置。临床上目前常用的牵拉器有以下几种:标准型全月牙形拉钩、单头拉钩、侧方鱼尾拉钩、改良型半月形拉钩、指状拉钩等(图 1-4-1)。

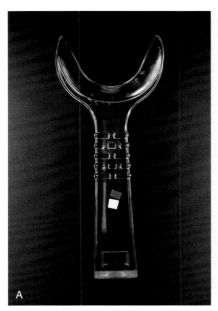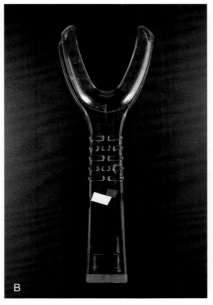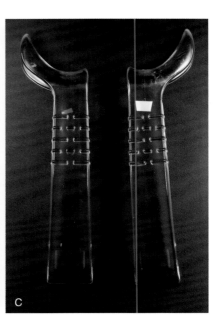

图 1-4-1　临床常用的各种牵拉器
A.单头拉钩　B.侧方鱼尾拉钩　C.改良型半月形拉钩

临床上根据需要拍摄的照片内容选择不同的牵拉器。对于单颗后牙缺失,拍摄正面咬合及开口照时要暴露较多软硬组织,需要较大的牵拉器(如单头拉钩);拍摄一侧后牙的咬合、开口、颊舌(腭)侧照,需要使用侧方鱼尾拉钩以充分暴露至第二磨牙处的软硬组织;拍摄后牙区𬌗面照时,为了减少牵拉器在图像中的暴露,则选择较小的牵拉器,如改良型半月形拉钩或者指状拉钩。单头拉钩具有不同的尺寸,应该根据患者的口裂大小选择相应的尺寸。尺寸过大会使口唇组织受到过大牵拉引起患者疼痛,尺寸过小则不能暴露足够的组织。

5. 口内反光镜　口内反光镜是口腔摄影必备的摄影辅助配件之一(图 1-4-2)。因为口腔内的很多影像难以从直视角度拍摄,需要借助各种形状、大小的反光镜来拍摄口内牙齿等在反光镜上的投影。

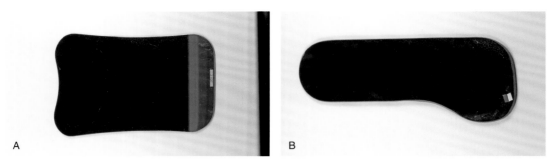

图 1-4-2　临床常用的口内反光镜
A. 咬合面反光镜　B. 颊舌（腭）反光镜

反光镜使用时经常会出现雾气，进而影响拍摄。反光镜除雾方式有以下几种：①使用三用气枪吹镜面，这是最简单、快捷，且常用的方法；②使用前加热，这是最有效的方法；③有些反光镜自带除雾设备，但是价格相对比一般反光镜昂贵；④用强吸除雾。

6. 背景板　临床上，背景板用于屏蔽不希望拍摄进入图像的口腔组织，避免拍摄背景混乱，拍摄后牙时可酌情使用（图 1-4-3）。

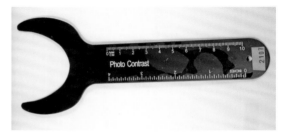

图 1-4-3　唇挡板（拍摄后牙的时候可根据需要使用）

二、图像收集的基础概念和知识

光是产生摄影图像的最基本要素。通过调整相机进光，使得拍摄图像发生不同的变化，是提高摄影图像质量的重要手段。数码相机调整进光最常用的参数有：光圈、快门速度、感光度。根据光学原理，在镜头焦距不变的条件下，使用不同的进光参数拍摄的图像可以获得不同的景深与亮度。口腔微距摄影必须理解与掌握数码相机调整进光的基本概念与知识。

1. 光圈　光圈是指控制光线透过镜头进入机身的光亮大小的装置，它的大小决定了通过镜头进入感光元件的光线的多少。简言之，光圈就是光线通过镜头时的口径大小。

光圈大小用 F 值表示，F 值＝镜头的焦距／镜头的有效口径的直径，从公式中可以看出，在镜头焦距不变的情况下，F 值越大，说明镜头光圈开口越小，单位时间内通过镜头的进光量也就越少；反之，F 值越小，镜头光圈开口越大，单位时间内通过镜头的进光量也就越多。临床摄影除了拍摄人像照片，通常需要采用 F ≥ 22 的小光圈。

2. 快门速度　快门是镜头前阻挡光线进入的装置。当快门按钮被按下拍摄影像时，快门被打开，让光线传至光电传感器，形成曝光。

快门速度是指快门打开、光电传感器接收光的时间，是影响曝光量的重要因素。快门速度 60、125、250 分别代表 1/60 秒、1/125 秒、1/250 秒。快门速度数值越大、速度越快、进光量越小。每两级快门速度间以 1/2 倍率递减。在临床上，可以通过调节快门速度来控制曝光度，从而获得一张曝光合适的口腔临床照片。例如，减小快门速度，可增加进入相机内部的光线，适合口腔诊室光线相对较弱的情况。相反，快门速度越快，越容易拍摄动态物体的瞬间图像。口腔临床摄影常采用的快门速度为 ≥ 1/125 秒。

3. **感光度**　感光度(ISO)是指感光材料在一定的曝光量、显影、测试条件下对于辐射能感应程度的定量标志,一般用 ISO 值表示。在方便进行人工布光的拍摄条件下,应该尽量选择低 ISO 值,以得到高画质影像。而在拍摄现场光线很暗,用较大的光圈、较慢的快门速度都无法有效地拍摄到良好影像时,就需要提高 ISO,虽然会损失一定画质,但可以保证完成拍摄。ISO 通常在 200 以下。

4. **焦距**　焦距是指镜片光学中心到感光材料等成像平面(数码相机的光电传感器上)之间的距离。镜头焦距长,对同一距离的同一个被摄目标拍摄时,则所成的像大,视场角越小,景深也较小;镜头焦距短,对同一距离的同一个被摄目标拍摄时,则所成的像小,视场角大,景深也越大。目前,在口腔种植临床摄影中应用比较多的相机镜头焦距一般为 60mm,或是 90~105mm 范围。

5. **景深**　在调焦使拍摄影像清晰时,焦点的前后有一段使影像仍能够清晰显现的距离内的区域,被称为景深。景深越大,能清晰呈现的范围越大;反之,景深越小,则背景会更迅速地变得模糊,使背景呈现虚化的效果。光圈 F 值越大,景深越大(图 1-4-4)。

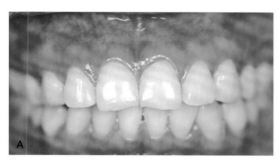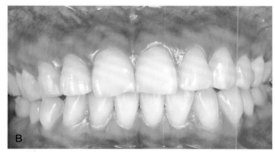

图 1-4-4　景深大小影响图像清晰范围
A.景深小,后牙部分不清晰　B.景深大,后牙部分清晰

6. **白平衡**　白平衡是指白色物体无论在阴暗处、阳光下、白炽灯下看起来都是白色的。尤其是在临床上进行比色拍照时,白平衡的准确校正对于技师选择牙冠颜色的准确性至关重要。

三、图像收集前的医患准备

1. **医师的准备**　在收集单颗后牙缺失图像前,医师和助手应根据患者的实际情况,确定患者需要拍摄哪些临床图像,并确定好拍摄图像的顺序。一般情况下,单颗后牙缺失基本拍摄内容建议包括全牙列牙弓咬合照、全牙列牙弓张口照、患侧后牙区咬合照、患侧后牙区张口照、患侧后牙区颊舌(腭)侧照、患侧后牙区殆面照、患侧后牙区对颌殆面照。特殊病例应根据患者情况在常规图像的基础上合理收集其他图像,以保证所收集资料的完整性。

2. **患者的准备**　在收集单颗后牙缺失图像前,应与患者充分沟通,耐心说明收集图像的目的,以及拍摄图像可能带来的感受,以期获得患者的知情同意及积极配合,并签署留取相关资料知情同意书。

四、单颗后牙缺失图像收集的基本内容与方法

单颗后牙缺失图像的拍摄内容与方法如下。

拍摄内容	拍摄目的	体位	患者动作	牵拉方法	反光镜放置	助手	摄影方法及参数	摄影构图	摄影注意点
全牙列牙弓咬合照 	全面观察牙列各牙齿的位置和排列情况,咬合关系以及牙龈的健康状态	患者平躺,拍摄者站在患者7点钟位置	稍偏右,牙尖交错位	稍微向前方,两侧同时牵拉,与咬合面平行	无	协助吸唾	直接摄影,倍率1:2.4,光圈F27、快门1/125以及闪光M/4	以上颌切牙为中心,上颌前牙切端为水平线,面部中线为垂直中线	暴露全部牙齿及牙龈组织(尽量控制上下颌牙龈露出部分基本一致,但不能包含口唇组织,尽量少暴露牵拉器
前牙区咬口照 	观察前牙牙齿的位置和排列情况,牙龈的健康状态以及下颌牙齿切端和殆面形态	患者平躺,拍摄者站在患者7点钟位置	稍偏右,稍微张口	稍微向前方,两侧同时牵拉,与咬合面平行	无	协助吸唾	直接摄影,倍率1:2.4,光圈F27、快门1/125以及闪光M/4	以上下颌中切牙切端距离为中心点,上颌前牙切端为水平中线,面部中线为垂直中线	暴露全部牙齿及牙龈组织(尽量控制上下颌牙龈露出部分基本一致,但不能包含口唇组织,尽量少暴露牵拉器
患侧后牙区颊侧照 	观察缺失牙修复空间,以及张口时患侧后牙区有无异常	患者头部45°倾斜,拍摄者站在患者4/7点钟位置	稍偏向健侧,牙尖交错位/稍微张口	患侧适当加力向远中一侧水平牵拉,与咬合面平行;健侧不需要用力	无	协助吸唾	直接摄影,倍率1:3,光圈F22、快门1/125以及闪光M/4	以第一前磨牙为中心,包括整个牙列	暴露患侧全部牙齿及牙龈组织(尽量控制上下颌牙龈露出部分基本一致,尽量少暴露牵拉器

续表

拍摄内容	拍摄目的	体位	患者动作	牵拉方法	反光镜放置	助手	摄影方法及参数	摄影构图	摄影注意点
缺牙区颊侧照及殆面照	观察缺失牙角化牙龈宽度,牙龈健康状况,是否有牙龈退缩,是否有骨缺损或者骨突棘突等情况	患者头部45°倾斜,拍摄者站在患者47点钟位置	稍偏向健侧,尽量大张口	双手上下均衡地牵拉	尽量深入远中,调整角度,光镜保证中心位置应放到缺失患牙附近	协助吸唾,反光镜除雾	反光摄影,倍率1:3,光圈F22,快门1/125以及闪光M/4,可局部裁剪	以缺失患牙为中心	暴露患侧颊/舌(腭)侧全部牙齿及牙龈组织
后牙殆面照	观察缺失牙区是否有未完全愈合的创口,牙龈健康状况,是否有骨缺损或者骨突棘突等情况,邻牙是否有倾斜以及倾斜程度,缺失牙对颌牙的情况,比如是否伸长等	患者头部45°倾斜,拍摄者站在患者47点钟位置	位于正中,尽量大张口	双手上下均衡地牵拉	尽量深入远中,调整角度,光镜保证中心位置应放到缺失患牙附近	协助吸唾,反光镜除雾	反光摄影,倍率1:3,光圈F22,快门1/125以及闪光M/4	包括整个牙列	暴露患侧颊及殆面全部牙齿及颊(腭)侧暴露程度一致的部分牙龈组织

五、图像收集后处理

图像收集过程中有时会因为各种因素不能完全拍摄出最规范的图像,此时就需要后期借助图像处理软件进行一些微调处理。比如,有一些图像存在人为因素造成的一定角度的扭转,可通过软件处理的旋转及裁切工具来获得标准图像。再比如,为方便后期调整,有一些图像拍摄范围稍微扩大,拍摄后也需小范围裁切以获得标准化图像等。需要注意的是,不能因为有后期图像处理而降低每一个拍摄环节中对拍摄规范化图像的要求,临床工作者应仅把后期处理作为图像收集后的补充,因为这不仅减少了后期处理图像的工作量,而且能获得更加规范化的临床图像。应特别注意避免用后期处理软件对原始图像的真实性进行修改。

随着数字化口腔治疗技术的不断发展,除了使用相机拍照收集图像,使用数字化扫描设备进行口扫、模型仓式扫描(简称仓扫)以及面部光学扫描(简称面扫)等采集患者牙列与咬合、颌面部形态、颌位等三维信息的方法也逐步运用到口腔临床诊疗中。

在不久的将来,基于构建虚拟病人的口腔数字化种植技术将进一步在临床应用中开展。虚拟病人是一种基于计算机的特定类型的程序,它通过整合患者全面的数字化信息模拟患者进行就诊,医师可对其作出诊断和制订治疗方案,甚至预测治疗结果。

第五节 构建虚拟病人

虚拟病人是以虚拟现实技术为基础,利用计算机模拟现实生活中的临床诊疗场景的特定类型程序。虽然虚拟病人概念最早于 20 世纪 60 年代提出,但受限于当时的条件未能实现。近年来,随着计算机技术在虚拟现实领域的更新与成熟,虚拟病人逐步应用于口腔医学的教学与临床。口腔虚拟病人是指利用锥形束计算机断层扫描、口腔数字化扫描、面部光学扫描系统和下颌运动轨迹描记等采集患者信息后,通过计算机特定程序合并的,且能够同时展现上述采集信息的口腔复合虚拟图像。目前,构建虚拟病人的数据采集方法主要有以下四种。

一、口腔数字化扫描

口腔数字化扫描是指主要利用口内成像的光学扫描系统生成数字化牙列及牙龈图像的技术。生成图像主要以 STL(surface tessellation language)文件形式储存。目前该技术已经在口腔正畸、口腔种植以及口腔修复领域得到了广泛的应用。传统石膏模型也可以通过仓式扫描获取数字化图像(图 1-5-1)。数字化三维口内图像具有易保存、易分享、节约空间、还原度高、方便后期设计的特点。它可以较好地还原口腔内牙齿及周围软组织,以获得口腔内软硬组织的表面形态与颜色纹理等信息。

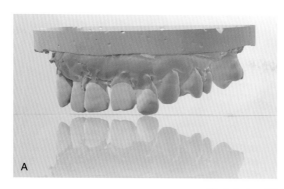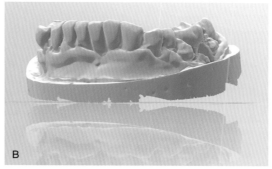

图 1-5-1　模型仓式扫描图像

A. 上颌模型扫描　B. 下颌模型扫描

二、面部光学扫描

面部光学扫描是指通过三维或四维面部扫描技术,构建患者面部颜色纹理的三维面部图像的技术。生成的图像主要以 OBJ 文件形式储存。目前,面部光学扫描主要依靠激光扫描、结构光扫描、立体摄影扫描等方式实现。与口腔内扫描相比,面部扫描的精确度较低,但仍可满足口腔临床中虚拟仿真构建的需求(图 1-5-2)。

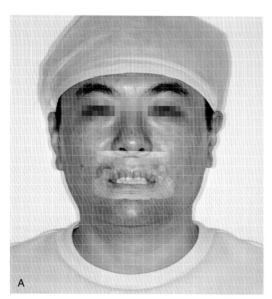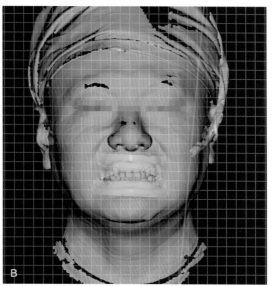

图 1-5-2　患者面部扫描与模型扫描的拟合结果

A. 真实患者面部与模型扫描结果拟合　B. 患者面部扫描与模型扫描结果拟合

三、锥形束计算机体层成像

CBCT 生成的图像主要以 DICOM 文件形式储存。CBCT 可以较清晰地显示包括牙齿、牙槽骨及颌骨的口腔硬组织的结构、病变特征,以及与周围邻近软组织的关系。

四、下颌运动轨迹描记

下颌运动轨迹描记是使用电子机械式下颌运动轨迹记录仪(即电子面弓),采集记录下颌运动中髁突轨迹的描记曲线,之后在软件中通过实时记录曲线,实现下颌运动的可视化的一种方法(图1-5-3)。下颌运动轨迹图像在精确测量患者口颌运动轨迹的同时,提供了患者个性化的下颌运动三维动态(图1-5-4)。该系统已应用于颞下颌关节疾病的精确诊疗与修复体的设计。电子面弓的引入有助于提高修复体蜡型及修复体精准设计的质量。

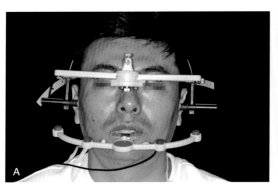
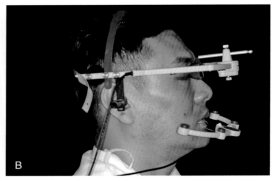

图 1-5-3　患者配戴电子面弓
A. 配戴电子面弓正面照　B. 配戴电子面弓侧面照

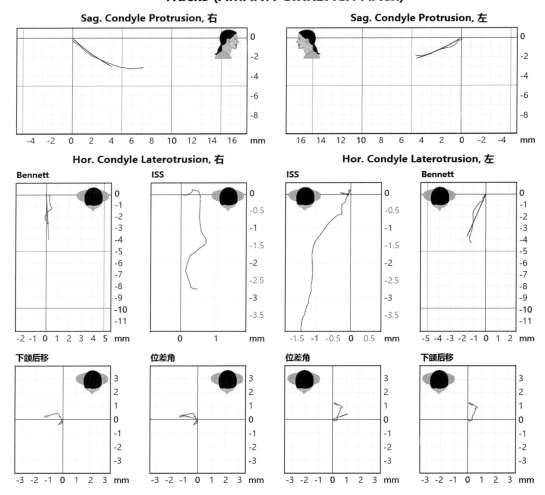

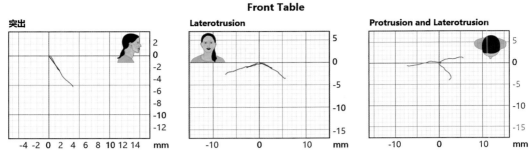

图 1-5-4　下颌运动轨迹描记报告

口腔数字化扫描、面部光学扫描、CBCT 以及下颌运动轨迹描记是构建虚拟病人的四项重要检查。不同来源的图像经过计算机软件的构建与配准之后，合并成综合上述检查所有信息的、高精度的牙 - 颌 - 面虚拟病人（图 1-5-5）。虚拟病人在口腔种植领域有着广阔的应用前景，医师可利用虚拟病人在术前进行修复体数字化模拟种植与修复，术中根据术前模拟完成植体的精准植入，术后亦可根据术前模拟进行上部结构的修复。另外，在前牙的种植修复中，医师可以根据虚拟病人术前的修复体设计与患者沟通术后的修复效果，不仅让患者直观看到仿真修复的效果，也极大地促进了医患的顺利沟通。

伴随着虚拟仿真与人工智能的发展，作为最大程度还原患者个性化信息的技术，虚拟病人未来必然在口腔疾病医疗与口腔临床前教学中有着更加广泛的应用。

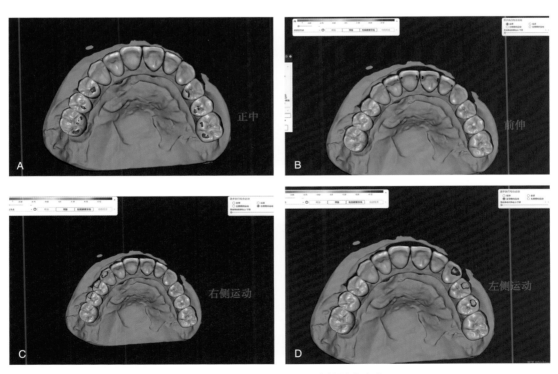

图 1-5-5　虚拟病人下颌运动接触点变化
A. 牙尖交错𬌗　B. 前伸运动　C. 右侧侧方运动　D. 左侧侧方运动

第六节   规范化病历

对于单颗后牙缺失的种植患者而言,其种植前的初诊信息采集包括口腔疾病现病史、系统性疾病既往史、口腔种植专科检查、影像学辅助检查、患者的口内照片信息等。综合上述所有临床资料能够准确地指导口腔种植医师进行种植决策路径设计及操作,并给患者提供和说明可能的种植方案和相关风险。因此,针对初诊患者建立完整详细的临床档案非常重要,根据前文病史收集清单、检查清单和影像图像采集清单,本节汇总并建立了完整的口腔种植专科病历模板,以期为广大口腔种植专科医师提供一个实用、有针对性,且较为规范的病历档案。

口腔健康体检表

姓名:_____   科室:_____   患者编号:_____

基本信息:

姓名		职业	
性别		联系电话	
年龄		其他联系人	-
民族		期望	
常住地址		记录日期	

主诉

右侧下颌后牙缺失 1 年余

既往史

药物过敏史	☑无 □有_____	家族病史	☑无 □有_____
系统性疾病史	A. 心血管系统疾病(高血压、心脏病等)高血压: 145/95mmHg B. 内分泌系统疾病(糖尿病、甲亢等)___无___ C. 血液系统疾病(凝血障碍、自身免疫性疾病等)___无___ D. 运动系统疾病(骨质疏松症等)___无___ E. 泌尿系统疾病(肾炎等)___无___ F. 呼吸系统疾病(鼻炎等)___无___ G. 消化系统疾病___无___ H. 肿瘤___无___ □无		
特殊病史	A. 放化疗史 B. 心脏手术史 C. 外伤手术史 D. 肿瘤手术史 ☑无		
现用药情况	☑无 □有_____	传染病史	☑无 □有_____
吸烟史	☑无 □有 每日 / 每周 / 每月 支	饮酒史	☑无 □有 每日 / 每周 / 每月 mL
妊娠史	☑无 □有 妊娠 周	精神病史	☑无 □有

续表

口腔疾病现病史

口腔卫生情况	菌斑指数 PLI：__2__，牙石指数 CI：__1__，自我保健方式：__刷牙、洁治__		
牙周病史	□无 ☑有 __慢性牙周炎__	牙体牙髓病史	□无 ☑有 __14、17 根管治疗__
颞下颌关节病史	弹响：☑无 □有 偏斜：☑无 □有_____		疼痛：☑无 □有
黏膜病史	A. 溃疡 B. 大疱性疾病 C. 紫癜 D. 血肿 ☑无		
口腔副功能情况	磨牙症：☑无 □有 紧咬牙：□无 ☑有		
缺牙时间及原因	46 因龋坏拔除后缺失 1 年余		
患牙修复治疗史	☑无 □可摘义齿 □固定桥 □其他_____		

口腔检查

颌面部	ⓨ是/ 否对称，咬肌肥厚：☑无 □有	
颞下颌关节	弹响：☑无 □有 压痛：☑无 □有	动 度：__髁突动度正常，两侧对称__ 运动型：__开口形正常，无偏斜__
张口度检查	39mm	
咀嚼肌	压痛：☑无 □有	颌位　　ⓨ是/ 否对称， 安氏分类：__安氏Ⅰ类__
唾液腺	结 石：☑无 □有，质 地：_____ 导管口：☑正常 □红肿 □伴分泌物_____	
牙齿磨损情况	□正常 /☑磨损 __1__ 级	
牙周检查	软垢牙石：□无 ☑有 __DI = 1 CI = 1__ 探诊出血：□无 ☑有 __BI = 3__ 牙齿松动度：□无 ☑有 __45 松Ⅰ度__ 牙周袋深度（≥4mm）：☑无 □有_____ 根分叉病变：☑无 □有_____	
缺牙位点检查	𬌗检查 覆𬌗：□深 /☑浅 / □开𬌗 覆盖：□深 /☑浅 / □反𬌗 对颌牙有 /ⓝ无 伸长，邻牙有 /ⓝ无 倾斜 修复空间：近远中向 __10~11mm__，垂直向 __6~7mm__ 剩余牙槽嵴：根方倒凹 __无__，骨弓轮廓塌陷 __无__ 角化龈：颊舌向宽度 __10~12mm__，薄 /ⓜ中/ 厚龈生物型，嵴顶厚度 __4mm__，颊侧宽度 __3mm__ 龈乳头：PIS 评分，近中 __2分__，远中 __2分__ 颊系带：有 /ⓝ无 附着，与牙槽嵴顶的距离：__6mm__	

影像学检查

根尖片	□无 ☑有 可用骨量：□不足 ☑适中 骨密度：□致密 ☑适中 □疏松 邻牙根尖周病：☑无 □有 __是 / 否已行完善根管治疗__

续表

全景片	□无 ☑有 全口牙周 / 牙槽骨吸收情况：__全口牙槽骨轻度吸收__ 余留牙情况：__15 全冠__ 颌骨病变：☑无 □有_____
CBCT	□无 ☑有 可用骨量： 近远中向__13__mm，颊舌向__7__mm，垂直向__16__mm 骨密度：__Ⅱ类骨质__ 缺牙间距：__10.5__mm 上颌窦炎症：☑无 □有 黏膜增厚：☑无 □有
病理变化	☑无 □有

以下是上述患者的口内照（图 1-6-1）。

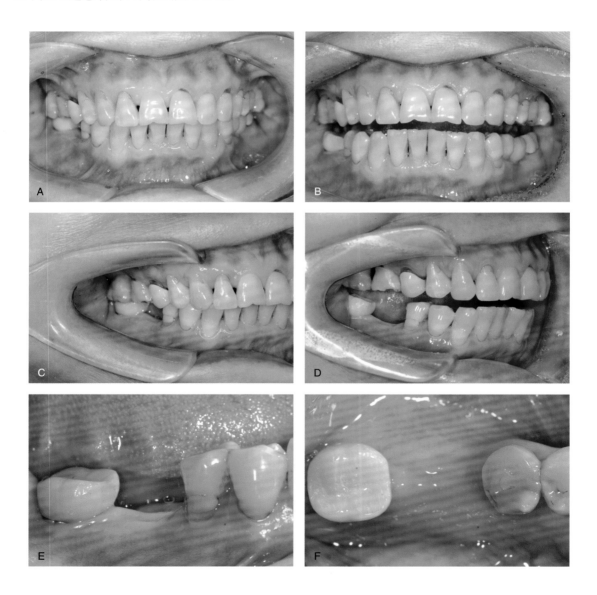

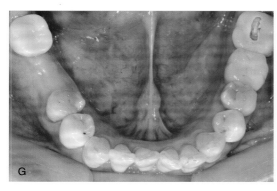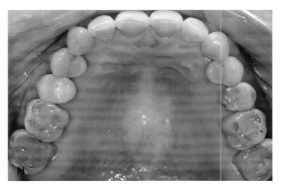

图 1-6-1 患者口内照

A. 正面咬合照 B. 正面张口照 C. 患侧咬合照 D. 患侧张口照 E. 局部颊侧照 F. 局部𬌗面照

G. 患侧𬌗面照 H. 患侧对颌𬌗面照

参考文献

[1] 刘峰. 口腔数码摄影. 2 版. 北京: 人民卫生出版社, 2011.

[2] 于海洋. 口腔微距摄影速成. 北京: 人民卫生出版社, 2014.

[3] 刘峰. 口腔数码摄影——从口腔临床摄影到数字化临床微笑设计. 3 版. 北京: 人民卫生出版社, 2017.

[4] 饭田忍, 山口志穗. 口腔摄影技能——轻松拍出清晰的口内照片. 沈阳: 辽宁科学技术出版社, 2018.

[5] 口腔美学临床摄影专家共识. 中华口腔医学杂志, 2017, 52 (5): 265-269.

[6] 周永胜, 叶红强. 口腔修复中虚拟患者的构建和应用. 中华口腔医学杂志, 2022, 57 (10): 997-1002.

第二章

单颗后牙种植方案设计

2

单颗后牙缺失患者初诊时，根据病例收集资料表系统、完整地收集患者的临床资料后，可获得患者前期的完整资料，然后进一步从修复、外科、美学、全身耐受、口腔局部条件等不同角度评估患者是否适合种植（适应证研判）、何时进行种植（种植时机选择）、如何进行种植（种植体三维位置设计、种植负荷方案设计）、是否需要骨增量、是否需要软组织增量，从而进行全方位的种植方案评估和设计。完整的设计对于种植初学者尤为重要，从起始就建立种植修复全局观，才能在后续应对复杂种植病例时游刃有余。

第一节   种植适应证的评估

种植适应证的正确把控不仅决定着种植外科的安全性,而且影响着种植修复体的长期稳定。临床医师在种植治疗设计前需要仔细、全面地评估种植适应证。种植适应证评估因素可归纳为全身条件、口腔局部条件、外科因素、修复因素、美学因素等方面。除外需软硬组织增量的情况,单颗后牙缺失相较于多牙连续缺失、游离末端缺失、全口牙列缺失等情况来说种植修复难度较低,手术创伤较小,适应证的要求相对较宽。种植初学者应该随着时代变迁及医疗技术的发展,以科学及发展的眼光看待种植适应证,并在临床实践中根据患者具体情况灵活运用。

一、全身条件

已报道的主要系统性危险因素包含但不限于全身情况差或严重系统性疾病不能承受手术者,如心血管疾病,血液系统疾病,传染性疾病,免疫性疾病,精神类疾病,服用双膦酸盐、糖皮质激素等药物,重度糖尿病,某些骨疾病如骨质疏松症者,肿瘤手术及放化疗术后。过度嗜好烟酒者需要临床评估后再进行种植方案的设计。处于妊娠期的女性及未成年患者不建议种植。

（一）心血管系统疾病

在发生心肌梗死、脑血管意外或心脏瓣膜置换术后的 6 个月内,应避免实施种植手术。待患者全身情况稳定,一般在心肌梗死、脑血管意外或心脏瓣膜置换术 6 个月后,经内科医师评估,明确患者满足手术要求后才可进行种植。医师需要综合考虑患者所服用的药物及全身情况以制订种植手术计划。

种植手术前应常规测量血压,轻度高血压患者(收缩压 140~159mmHg)可进行种植治疗。由于精神紧张而引起血压升高的患者,可在术前 1 小时口服镇静药物。中重度高血压患者需经内科医师会诊,进行降压治疗,将血压控制在正常或轻度范围内可进行种植治疗。

（二）内分泌系统疾病

1. 糖尿病   糖尿病患者接受种植手术的理想条件为无症状和空腹血糖控制在正常范围内,即 3.9~6.1mmol/L(70~110mg/dL)。外周血糖化血红蛋白含量正常值为血红蛋白总量的 4%~6%。未控制的糖尿病患者的血糖含量可高出正常 2~4 倍,建议内科会诊控制血糖后再行种植治疗。糖尿病患者术后有骨和软组织延迟愈合、创口感染和愈合不良等并发症的风险。患者在血糖控制良好并在术前应用抗生素的条件下,可进行种植手术。

2. 甲状腺功能亢进症   甲状腺功能亢进症(简称甲亢)是甲状腺激素产生过多而引起的以代谢亢进、各系统兴奋性增高、眼突脖粗为特征的临床综合征。在种植手术中的刺激及术后潜在的感染有可能引起甲状腺危象,甚至进一步恶化危及患者生命。对于甲亢患者,通常种植手术应选在甲状腺功能正常的情况下进行,术中注意尽量减小手术创伤,时刻观察心率、脉搏等生命体征,术前、术后使用抗生素预防感染。

（三）血液系统疾病

血液系统疾病包括贫血、白细胞减少症、粒细胞缺乏症、白血病、恶性淋巴瘤、血友病等，患者机体血液系统状况与种植手术成功与否及术后愈合情况密切相关。一般来说，贫血患者血红蛋白在 80g/L 以上，血细胞比容在 30% 以上方可进行种植手术。白细胞减少症和粒细胞缺乏症患者机体免疫力降低，在种植创伤后易引起严重感染，应尽量避免种植手术。急性白血病及恶性淋巴瘤也应避免种植手术，以防肿瘤细胞转移与播散。血友病患者应在种植术前补充凝血因子Ⅷ，以降低术中、术后的出血倾向。

（四）自身免疫性疾病

1. 免疫抑制相关疾病　机体正常的免疫反应是保证创口愈合的关键。若患者的全血白细胞计数较低，则机体处于易感染状态，再生修复能力也较弱，因此建议暂停口腔外科治疗。此外，$CD4^+$ T 细胞计数也可评估机体免疫抑制状态。$CD4^+$ T 细胞值较低时，接受外科治疗创口感染风险增加。

2. 舍格伦综合征　舍格伦综合征在口腔的表现主要为唾液腺分泌功能减退。唾液量减少导致其对口腔的润滑、冲洗、稀释、缓冲等功能减弱，致使牙周和种植体周围组织更易出现感染，引发牙龈炎、牙周炎、种植体周黏膜炎、种植体周炎。因此，建议术前与患者说明舍格伦综合征的负面影响，术后恢复期配合使用漱口水以减少创口感染的概率，修复后则应加强口腔卫生以维持种植体组织的健康。

（五）传染性疾病

1. 艾滋病　进展期的艾滋病患者存在免疫缺陷所导致的术后并发症风险，故不宜进行种植手术。对于免疫状态稳定、接受高效抗逆转录病毒治疗（highly active antiviral therapy，HAART）、$CD4^+$ T 淋巴细胞计数得到控制、不吸烟和预防性使用抗生素治疗的艾滋病患者可进行种植手术。

2. 梅毒　处于梅毒活动期的患者应避免进行种植手术。梅毒可引起全身各脏器损害，其对骨骼系统也会造成破坏，可能影响种植的效果。梅毒患者在经过正规的抗梅毒治疗，无症状或体征，快速血浆反应素试验（RPR）检测滴度转阴或小于 1∶4，并经内科医师评估后可进行种植手术。

3. 乙肝　处于乙肝活动期、肝功能和凝血功能异常的患者应避免进行种植手术。乙肝患者经过正规抗病毒治疗，血清生化指标如转氨酶、胆红素等恢复正常，临床症状明显改善或消失，血清中 HBV-DNA 转阴，HBeAg 消失，anti-HBe 出现，且追踪观察 1 年以上无复发者，即临床治愈。临床治愈的乙肝患者可进行种植手术。

（六）骨质疏松症

骨质疏松症为种植手术的相对禁忌证，其可能会影响种植体初期稳定性和骨结合能力。一项 meta 分析指出，患有和不患有骨质疏松症的患者在种植牙存活率上没有差别，但在骨质疏松症患者中观察到种植体周围骨量丧失增加。需在术前评估患者的营养状况和其他系统性问题，保证患者术前和术后饮食平衡的条件下实施种植手术。在综合评估患者局部骨质的情况下，谨慎制订治疗方案，并尽量采取常规负荷方案。建议患者常规补充维生素 D 和钙。经内科医师评估是否满足种植手术的要求后，再考虑种植计划。

（七）精神类疾病

精神类疾病患者认知能力的改变会导致其对种植治疗过程和治疗效果不切实际的期望，且患者的依从性和口腔卫生自我维护能力难以达到预期。对于无法配合手术及术后口腔卫生维护的患者，应避免进行种植手术。

（八）特殊用药史

1. 双膦酸盐类药物 双膦酸盐类药物是一类以主要治疗骨代谢疾病及恶性肿瘤骨转移的药物，如氨甲基双膦酸钠、阿仑膦酸钠、氯膦酸二钠片等。此类药物较严重的并发症为双膦酸盐相关性颌骨坏死（bisphosphonate-related osteonecrosis of the jaws，BRONJ）。双膦酸盐相关性颌骨坏死发作的窗口期通常发生在高剂量（70mg/w）持续用药 2~3 年之内或低剂量（35mg/w）持续用药后 5 年之内。

对于存在长期应用双膦酸盐类药物、联合使用雌激素或糖皮质激素治疗、高龄等危险因素的患者，需在种植前告知其潜在的并发症，建议慎重进行种植手术。医师需根据患者使用药物的类型、时间、全身情况等因素制订手术方案。种植体植入后应用双膦酸盐同样存在种植体失败的风险，在用药前患者需要进行彻底的口腔检查，以确保牙体和牙周处于健康状态。消除活动性感染，如牙周炎、牙龈脓肿、龋病等。种植术后创口需在用药前完全愈合。而静脉注射地舒单抗的患者，注射半年以后，血药浓度较低，所以发生药物性骨髓炎和种植失败的概率较低。

2. 糖皮质激素类药物 长期应用糖皮质激素类药物可导致多种增加种植手术风险的并发症，如糖尿病、骨质疏松症和骨无菌性坏死等。蛋白质代谢受到影响会增加种植术后创口感染和愈合不良的风险。需经内科医师评估是否满足种植手术的要求后，再制订手术治疗方案。此类患者机体抵抗力及应激能力均明显降低，遇到手术、创伤、感染等情况可能产生肾上腺危象，常见于术后 20 小时左右。因此，该类患者在进行种植手术后应严密观察，并及时处理突发现象。

3. 抗凝药 应用抗凝药物的患者有术中和术后出血的风险，在种植手术前应明确患者的用药原因、可否停药以及停药周期。抗凝药物包含阿司匹林、硫酸氢氯吡格雷片和华法林钠等。正在应用抗凝药物治疗系统性疾病的患者应慎重进行种植手术。应用抗凝药物患者的首选监测指标为国际正常化比值（INR），INR 小于 3.0 的患者可进行种植手术。暂时停药等用药方案的调整，建议由内科医师评估患者全身情况后决定。

对于正在或长期应用抗凝药物者可在术中应用含肾上腺素的局麻药以减少出血，如有其他全身状况不能应用含肾上腺素局麻药，则需考量该患者是否符合种植手术的适应证。应尽量采取保守微创的种植方案并缩短手术时间，术中严密关闭软组织创口，术后密切观察患者情况。

除以上药物外，其他用药史，如抗肿瘤药物、免疫抑制药物等也会对种植手术产生影响。葡萄糖 -6-磷酸脱氢酶（G6PD）缺乏是由遗传因素导致的红细胞破坏并溶血的一种遗传病，此类患者在种植相关用药时应更加谨慎。医师在接诊以上特殊类型患者时，应注意进行全面必要的检查，并联合内科、外科、肿瘤科等多学科医师联合会诊，共同商讨最佳的治疗方案。

（九）放疗

颌面部放疗增加了手术失败风险，放疗会使照射野内的颌骨和黏膜内组织生理发生变化，造成血管破坏、血供减少、骨细胞破坏、再生修复能力降低、骨质疏松及放射性颌骨坏死。放射治疗后种植体失败率较高，需慎重选择治疗时机和方案，种植手术应在最后一次放疗 1 年后进行，大剂量放疗应相应推迟手术时间。Pedro 等总结认为，对于接受头颈癌放疗的患者，应遵循以下原则：植入手术最好在放疗前 21 天以上进行；放疗期间不得进行种植手术；黏膜炎症期间不得进行植入手术；放疗后应将种植手术推迟 9 个月；避免即刻负荷；确保严格的无菌操作；考虑预防性使用抗生素。

（十）吸烟

烟草燃烧的副产物的影响包括：①使血管收缩、增加血小板黏附，从而影响创口愈合；②导致骨质疏松，影响种植体愈合和骨结合；③影响机体免疫反应能力，促进炎症介质表达，导致机体抵抗种植体周围感染的能力下降和骨丧失。吸烟增加了种植术后维护的难度，以及种植体周围生物学并发症的发生率。在种植手术前，吸烟患者应戒烟或减少吸烟量，以降低种植失败的风险。

二、口腔局部条件

（一）口腔卫生状况及牙周条件评估

若口腔卫生状况不佳或具有尚未控制的牙周病，行彻底的牙周系统治疗后方可进行种植手术。未控制的牙周炎会影响种植修复的疗效，可能引起种植术后感染、种植体周黏膜炎及种植体周炎，增加种植并发症风险。需要向牙周炎已控制的有牙周炎病史的患者强调种植治疗后进行良好的牙周维护的重要性，并增加复查频率，以减少种植体感染的概率。

（二）口腔颌面外科评估

口腔内若有急性炎症者，如牙龈、黏膜、上颌窦炎症等，建议治疗急性炎症后再进行种植手术。如口腔或颌骨内有良、恶性肿瘤者，需在肿瘤专科治疗后再进行种植手术。单颗牙缺失对颌面部关节的影响较小，但临床实际接诊过程中仍需要注意单颗后牙缺失患者的关节问题。术前应常规检查患者的颞下颌关节，对患有颞下颌关节紊乱病者，应结合其症状的严重程度和可能的致病因素综合判断是否能进行种植治疗。临床上有极少数患者表现为用修复后的种植冠咬合极为敏感，症状为种植冠戴入后自觉咬肌不适、颞下颌关节不适。另外，需要关注唾液分泌的质和量，其可以提示患者龋病和牙周病的易感性，以及后期种植修复体的自洁能力、黏膜修复能力等。

（三）邻牙状况评估

对于邻牙，需要观察其有无龋病或根尖周炎，建议龋病或根尖周炎治疗周期与种植手术间隔至少2 周，避免治疗过程中的污染物影响手术术区黏膜等软组织的愈合。对于牙列不齐的患者，修复后可能存在接触点不良而出现食物嵌塞，建议请正畸医师进行会诊。若患者不接受正畸治疗，可通过调改邻牙的外形高点及轴面突度来获得良好的接触区和外展隙。另外，需观察邻牙有无不良修复体或是否需要冠修复，为最终种植牙冠的设计进行前期准备。

（四）口腔黏膜状况评估

扁平苔藓可改变种植体周围的上皮附着量，影响上皮的物理屏障功能，使细菌更容易入侵种植体周围的软组织，从而导致种植体周炎。近年来相关研究显示，对患有口腔扁平苔藓的患者进行种植修复治疗仍能获得较高的成功率，但临床医师在接诊此类患者时仍不能掉以轻心，术前应积极与口腔黏膜科医师联合会诊，完善术前检查，完整掌握扁平苔藓的类型、严重程度、缺牙区牙槽黏膜的情况，明确是否有糜烂、坏死及伴发其他黏膜病等情况，进行充分的风险评估，可先使用药物、光动力、活检后切除等方式治疗或控制该类疾病的发生发展后,再行种植手术。在口腔黏膜下纤维化患者的病情稳定后,仍要评估其张口度是否适合种植器械及导板进入。其他口腔黏膜病,如白斑、红斑、盘状红斑狼疮、血管瘤等情况也会增加种植手术的风险,降低种植成功率,在临床实践中也应具体问题具体分析,并与黏膜专科医师会诊,判断患者能否耐受种植手术。

三、外科因素评估

(一) 骨量及骨密度

种植术前应充分评估患者缺牙区的骨量与骨密度,种植体植入位点的牙槽骨应骨量充足、均匀致密。Lekholm 和 Zarb 将骨量分为以下五级。A 级:大部分牙槽嵴尚存;B 级:发生中等程度的牙槽嵴吸收;C 级:发生明显的牙槽嵴吸收,仅基底骨尚存;D 级:基底骨已开始吸收;E 级:基底骨已发生重度吸收。前两级为单颗后牙种植术的合适骨量。与此同时,Lekholm 和 Zarb 将骨密度分为四类,即 I 类:颌骨几乎完全由均质的骨密质组成;Ⅱ类:厚层的骨密质包绕骨小梁密集排列的骨松质;Ⅲ类:薄层骨密质包绕骨小梁密集排列的骨松质;Ⅳ类:薄层骨密质包绕骨小梁疏松排列的骨松质。对于种植手术,骨密质可提供良好的初期稳定性,但在预备种植窝洞时产生的热量较大;而骨松质的稳定性不如骨密质,但因其骨小梁间穿行着丰富的血管,故种植术后骨质愈合相对较快。在种植手术中,Ⅱ类和Ⅲ类是理想的植入床。

(二) 毗邻重要组织结构

单颗后牙缺牙位点周围正常的解剖结构以及异常的病理变化可通过影像学资料观察。口腔临床诊疗中通常使用根尖片、全景片和 CBCT 全面了解术区的解剖结构,利于后续治疗方案的设计及确定。

1. **根尖片** 可显示缺牙位点近远中方向上缺牙区域的骨密度,拔牙窝愈合情况,拔牙位点牙槽窝有无异常骨质增生,有无额外牙,拔牙位点邻牙轴向,邻牙有无根尖周病、牙周病等。

2. **全景片** 可显示双侧上下颌骨、上颌窦、下颌管、颞下颌关节及全口牙齿,可初步观察口腔整体状况。相较于根尖片,其显示缺牙局部更加全面,可观察全口牙体缺损、牙列缺损、牙周炎、埋伏牙、额外牙、缺牙区牙槽骨高度、骨密度、下颌管及上颌窦底位置等情况。全景片在下颌后牙区的种植手术评估中帮助较大。

3. **CBCT** 可精准测量缺牙区牙槽嵴的可用种植空间,如牙槽嵴顶宽度,牙槽嵴顶距离重要解剖结构的垂直距离,上颌窦底三维形态评估,下颌后牙区舌侧倒凹,有无额外牙、异位牙、埋伏牙,或种植位点牙槽骨内是否存在骨岛、变异的血管等,有助于进一步评估该位点在种植手术时是否需要行引导骨再生术、上颌窦底提升术等复杂手术。

四、修复因素评估

修复因素是基于修复为导向进行种植修复设计的重要组成部分。单颗后牙种植修复因素主要分为修复空间(近远中距离和垂直距离)和咬合关系两方面。

（一）修复空间

对缺牙间隙的垂直距离、近远中距离的评估是医师接诊时需要重点关注的内容。

1. 垂直距离　即𬌗龈距离（缺失牙牙槽嵴顶黏膜至对颌牙功能尖的垂直距离），评估现有垂直距离是否能够满足后期种植冠修复的最低要求，即垂直距离不低于 5mm 才能满足临床常规基台的选取和种植冠的修复。若存在垂直距离不足的情况，则需要增加垂直距离。临床常见增加垂直距离的方式如下。

（1）磨改伸长的对颌牙牙尖：通常可获得 1~1.5mm 的垂直空间，具体情况因人而异。

（2）根管治疗 + 截冠：伸长的牙冠经根管治疗后，通过截冠的方式可获得 3~4mm 的垂直空间，这需要提前和患者沟通费用和时间等问题，因该治疗为非可逆操作，需要患者慎重考虑。

（3）正畸压低：通过正畸方式压低伸长的对颌牙也是临床常见的治疗方式，理论上可获得 3~4mm 的压低空间，因正畸治疗需要一定的治疗周期和费用，且是否能达到满意的治疗效果尚不明确，故同样需要患者慎重考虑。

（4）骨平面下植入种植体：临床中处理空间不足的治疗还包括使用平台转移设计种植体进行骨平面下植入和种植体水平修复等增加修复空间。然而，在未矫正𬌗曲线的情况下，该治疗无法解决咀嚼效率低、𬌗平面异常导致的咬颊或咬舌、食物嵌塞和可能存在𬌗干扰等诸多问题。因此，建议该方案仅在联合上述治疗方式时应用。

2. 近远中距离　对于近远中间隙是否满足种植空间，需要观察邻牙有无倾斜，牙槽嵴顶最低近远中向空间为 6mm。

对于缺牙间隙近远中距离过窄者需要考虑邻牙有无倾斜，以及倾斜程度。对于倾斜度过大的牙齿，需考虑是否可以仅通过调改牙釉质来获得修复空间，通常每颗牙齿邻面去釉可获得 0.5mm 的修复空间。若空间过窄不能满足种植要求，则建议患者正畸治疗后再行种植修复，或通过其他修复方式如固定桥或活动义齿进行修复。

在临床中，患者缺牙间隙在近远中向和垂直向不足者，利用正畸治疗开拓缺牙间隙是可考虑的方案。

（1）近远中向缺牙间隙不足：个别牙缺失后，邻牙易向缺牙间隙倾斜或移动，导致近远中间隙缩小，修复空间不足，种植体或修复体难以设计、就位或影响美观，此时可以通过正畸治疗开拓间隙。由于邻牙常常伴拥挤、扭转，开拓间隙前应先整平牙弓𬌗曲线，去除咬合干扰。为了更好地获得咬合平衡，尤其是原本就有正畸治疗需求的患者常常需要进行全口矫治。如选用片段弓矫治，最好选用方丝，应使用具有一定硬度、不易变形的主弓丝，或使用种植支抗加强支抗设计，必要时通过调𬌗，去除牙齿移动后出现的𬌗干扰（图 2-1-1）。

（2）垂直向缺牙间隙不足：后牙残冠、残根、缺失较长时间后，对颌牙伸长，可能造成创伤性咬合，干扰下颌运动，同时没有足够的垂直空间进行修复，此时可通过正畸治疗压低伸长的对颌牙，为修复创造条件。通常压低对颌牙不会造成牙移动后的𬌗干扰，因此常可选用局部矫治。如通过设计微种植钉支抗，施加压入力将伸长的磨牙压低，为后期修复缺失牙创造空间（图 2-1-2）。需注意，压低磨牙前应评估难度，例如评估牙根与上颌窦底的关系等情况。

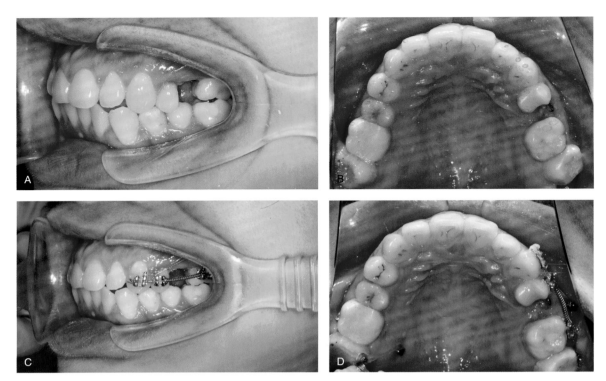

图 2-1-1　25 缺失,26 近中倾斜移动,缺牙间隙变小,利用微种植钉支抗 + 片段弓技术远移 26 开拓间隙
A、B. 25 缺失,26 近中倾斜移动,缺牙间隙变小　C、D. 利用微种植钉加强前牙支抗,
局部片段弓竖直、远移 26,开拓修复间隙

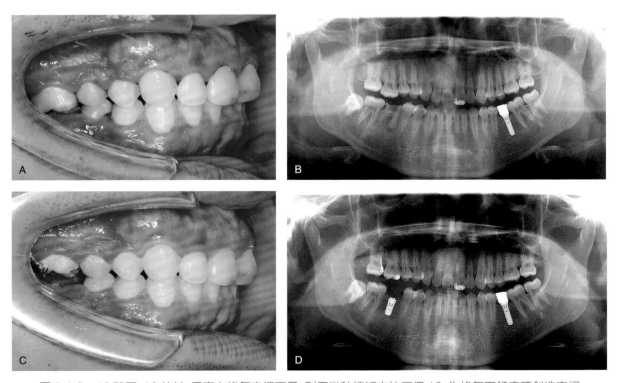

图 2-1-2　46 残冠,16 伸长,垂直向修复空间不足,利用微种植钉支抗压低 16,为修复下颌磨牙创造空间
A、B. 46 残冠,无保留价值,16 明显伸长,使得 46 修复空间不足　C、D. 利用微种植钉支抗压低 16,
为 46 种植修复创造空间,压低到位后保持,拟修复完成后拆除正畸治疗装置

（二）咬合关系的功能判别

任何修复治疗都是对患者殆关系的干预，所以术前应该对患者的整体殆关系有所掌握，以免修复后出现咬合功能紊乱。

1. 口腔副功能情况　口腔副功能如夜磨牙、紧咬牙可能增加种植修复体机械并发症的风险，因此建议在种植修复前与患者沟通和强调口腔副功能对种植修复疗效的影响。种植设计时减轻种植上部结构的受力、修复体安装后配戴保护性器具，如殆垫，并加强随访，可减少机械并发症的发生。

2. 颞下颌关节紊乱病　对于患有颞下颌关节紊乱病者，应结合其症状的严重程度和可能的致病因素综合判断是否进行种植治疗。若患者仅限于功能性紊乱，不适感较轻，且种植修复有利于恢复其牙颌系统的正常功能，则种植治疗可能有助于减轻患者的颞下颌关节紊乱症状。若患者已出现颞下颌关节器质性病变，或咀嚼肌功能紊乱影响种植外科的入路，则建议暂缓种植治疗。

3. 偏侧咀嚼　偏侧咀嚼患者常伴有咬合功能甚至颞下颌关节紊乱，种植修复时尤其要注意惯用侧的侧方殆，避免出现种植修复体负荷过重、侧方殆干扰等导致其机械并发症的发生。

4. 牙列重度磨耗　对于牙列存在重度牙釉质磨损、继发牙髓暴露或牙本质暴露的患者，建议进行多学科联合评估、诊治后，再进行缺失牙位的种植修复治疗。

5. 下颌功能运动障碍　患者下颌功能运动如有障碍，存在偏斜、偏摆、震颤和弹跳等，开口度不足三横指，或者存在主动开口受限的情况，则需到口腔颌面外科或相关科室进行颞下颌关节治疗。患者颌面部咀嚼肌丰满，下颌角低平，提示其咬合力较大，在后期进行种植修复时，需要进行合理的咬合设计。

五、美学风险评估

随着社会经济的发展，人们对美学的要求逐渐提高，种植体软硬组织的美观及与邻牙的协调性日益受到重视，因此种植前应进一步着重考虑患者的美学风险。本书所介绍的单颗后牙一般涉及的美学风险较低，主要以恢复咀嚼功能为主。

在牙齿形态方面，应与口内余留牙及面形相适应。单颗后牙种植冠修复时通常采用口外粘接的形式，殆面中央窝处会预留树脂封闭孔道，以方便后期对种植牙冠的维护。但因树脂材料与瓷材料在色质方面不一致，二者之间存在色差，故术前需和患者沟通好封口通道的临床意义与作用，在患者知情同意的情况下进行后期牙冠的制作。对于美观要求高的患者，可以选择口内粘接的方式进行冠修复。口内粘接需要高度重视去净多余的粘接剂。

应考虑种植位点软组织的质和量，术后是否会出现感染。若出现感染，则可能造成软组织结合不良或形态不规则而导致牙龈萎缩，增加美学风险。若软组织的解剖结构不完整，预期种植修复体周围可用角化龈的宽度<2mm，或存在部分软组织缺损，则应在术前或种植修复前通过软组织移植建立正常的软组织形态。观察系带附着位置是否位于缺牙区域，是否影响后期翻瓣及减张操作，进而影响术后软组织的稳定。

种植牙在色泽、形态、旋转度等方面均应与邻牙相协调。为避免食物嵌塞，应尽量恢复邻牙的外展隙形态和合理的轴向。

第二节　种植手术时机评估

单颗后牙缺失患者进行完善的适应证研判后,适合种植的患者进入种植时机选择阶段。牙种植手术时机的选择是否合适,关系到手术创伤大小、并发症发生率的高低以及种植修复的长期效果。20世纪60年代,Brånemark教授提出了骨结合理论。当时认为在单颗后牙缺失的病例中,为了获得足够的初期稳定性,只适合进行延期种植,而种植手术时机评估仅用于上颌前牙区等美学区。然而,随着种植外科技术的发展及种植治疗理念的更新,1976年由Willi Schulte和Günther Heimke教授发明了Tübinger即刻种植体,并提出单颗后牙缺失病例进行即刻种植或早期种植,可以在获得足够初期稳定性及种植成功率的同时,维持良好的唇侧骨轮廓及牙龈形态,以获得更好的美学效果。基于上述治疗理念的转变,种植医师,特别是刚刚入门的医师,需要具有单颗后牙种植手术时机评估的意识,在临床实践中完善单颗后牙种植手术时机的评估流程,为患者提供最佳的种植方案设计。

患者拔牙后开始种植治疗的时间各异,拔牙窝内组织愈合情况也各异。总体而言,拔牙创内软硬组织将经历一系列的修复改建,依次发生血凝块形成、创口清理、组织生成和组织改建。根据拔牙窝愈合的生理状态选择合适的种植时机,对于种植手术的顺利进行及远期成功率具有重要意义。

一、种植时机的分类

2003年,国际口腔种植学会(ITI)第三届共识研讨会上,基于种植体植入时拔牙窝愈合的临床状态,提出了种植时机的分类系统。根据拔牙到种植手术的时间间隔,种植体植入的时机分类如图2-2-1所示。

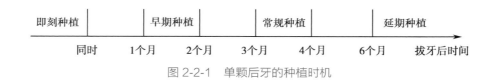

图2-2-1　单颗后牙的种植时机

（一）即刻种植（Ⅰ型种植）

即刻种植是指在拔牙后即刻植入种植体,此时拔牙窝内没有任何骨和软组织愈合。在拔牙后即刻植入种植体,减少了手术时间和程序,更易于被患者接受,有利于牙龈软组织的愈合,特别是对龈乳头的保留有好处,能够减少黑三角的发生。单颗后牙缺失的即刻种植可获得与常规种植类似的结果。研究显示,磨牙区即刻种植可获得良好的成功率(1年种植体存活率96.6%)。有学者提出理想的磨牙区即刻种植方案为不翻瓣手术,间隙充填骨替代材料,使用直径5mm以下的种植体,不进行即刻负荷。即刻种植多在前牙和前磨牙区使用,其中下颌前磨牙区的牙槽窝形态适合即刻种植,难度不大。然而,上颌前磨牙及磨牙为多根牙,为了获得足够的初期稳定性,种植体需要植入到合适的三维位置中,并与根方骨、近远中牙槽窝骨壁及牙槽间隔充分接触。上颌前磨牙区种植体植入的理想位置位于牙槽窝颊舌侧的中点,或牙根间隔中。

磨牙区的理想位点是牙槽窝中央,通常为牙根间隔处(图2-2-2)。

即刻种植对医师及拔牙位点条件具有较高的要求,适应证严格。除了需要满足常规的种植适应证,即刻种植的适应证还包括:①无法保留的根折牙、无法治疗的龋坏和残根、不可逆性根管治疗失败牙、无法保留的牙周病患牙、无法重新修复的不良修复体等;②充足的水平及垂直骨量,唇侧骨板完整,不伴有明显的软硬组织缺损,拔牙窝底至少有3~5mm可用骨高度,Ⅰ~Ⅱ类骨质;③角化龈>2mm,牙龈外形丰满;④患者咬合关系稳定。对于满足种植适应证,但存在以下情况的患者,不建议进行即刻种植:①患牙根尖有感染、牙周软硬组织炎症处于急性活动期,存在牙周病、根尖周病变或脓性渗出物等;②牙根粘连或拔牙位点牙槽骨存在外伤;③无法获得原发性闭合;④无良好的初期稳定性,或解剖结构的毗邻限制种植体获得初期稳定性,如下颌管、上颌窦或鼻腔。

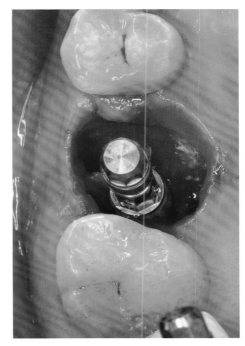

图2-2-2　磨牙区即刻种植病例1例

（二）早期种植（Ⅱ型种植）

早期种植是指在拔牙后4~8周植入种植体,此时拔牙创内已完成软组织愈合,软组织的范围与体积增加,但牙槽窝内没有具备临床意义的骨愈合。这一时期的特点在于:①软组织自然愈合,可给种植位点增加3~5mm的角化牙龈。②沿牙槽窝分布的束状骨逐渐吸收,但对位点有影响的主要是唇侧骨板。③在较薄或唇侧骨壁缺损的情况下,牙龈反而会逐渐增厚。这一特点带来了更多的优势,比如,厚的软组织瓣有利于手术操作,血管化条件更利于愈合,避免了软组织增量。④如果原患牙有慢性或急性炎症、瘘管等,延迟种植体植入可以降低种植术后细菌感染的风险。⑤位点根尖有新骨形成,有利于种植窝的预备。在前磨牙区进行早期种植能获得良好的初期稳定性,但磨牙区较难获得良好的初期稳定性。

（三）常规种植（Ⅲ型种植）

常规种植是指在拔牙后12~16周植入种植体,此时已完成软组织愈合及临床意义和/或X线片上的骨充填。拔牙后的骨吸收与改建影响牙槽窝的形态。研究显示,后牙拔牙后愈合12个月时牙槽嵴宽度约降低50%,其中2/3的变化发生在前3个月。在常规种植期间,骨改建基本完成,牙槽窝形态趋于稳定。基于稳定的牙槽窝形态及对提高种植体初期稳定性的考量,常规种植是临床上单颗后牙最常选的种植时机(图2-2-3)。

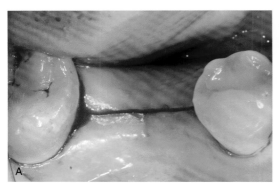
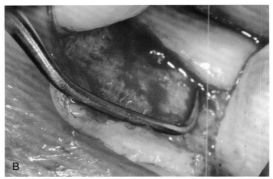

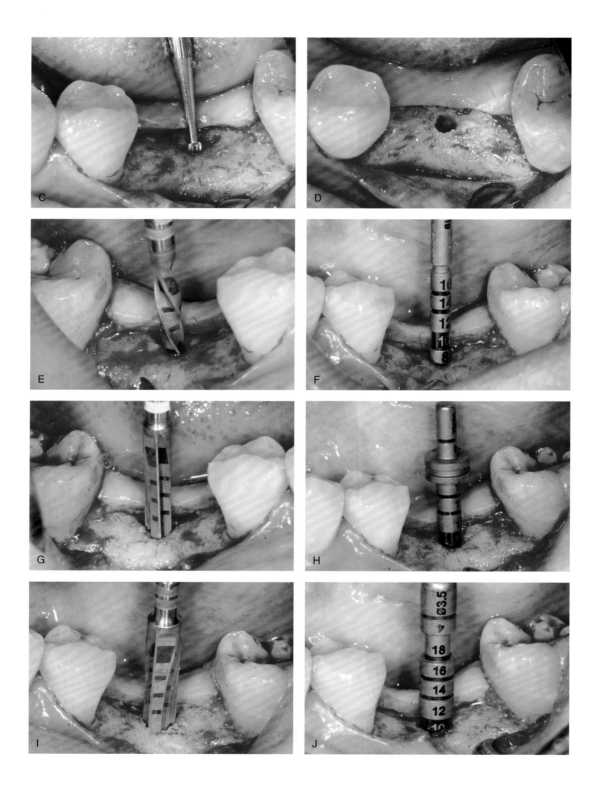

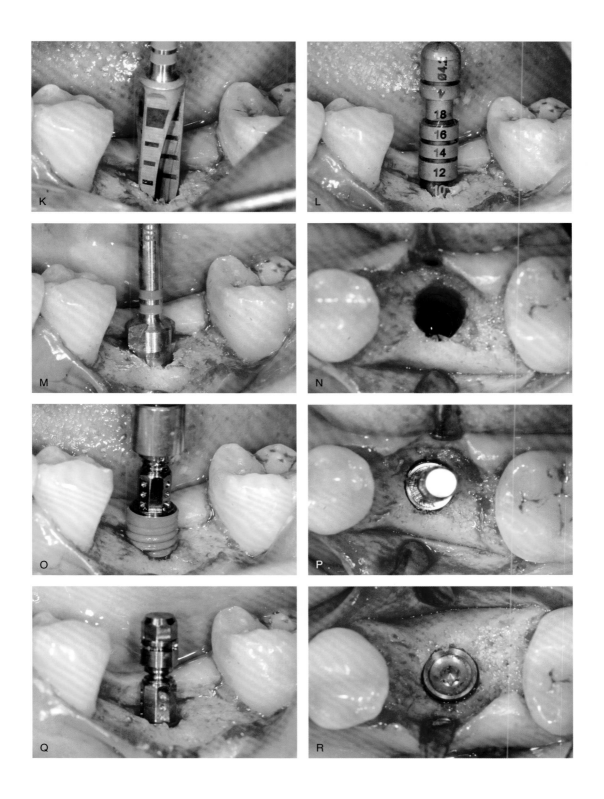

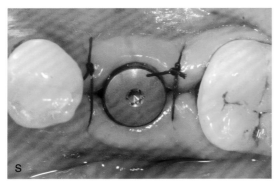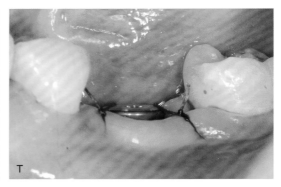

图 2-2-3　单颗后牙缺失常规种植手术流程操作 1 例

A. 切口设计　B. 刮除牙槽嵴顶软组织　C. 球钻定位　D. 球钻定位完成　E. 先锋钻预备　F. 检查先锋钻轴向　G. 第一扩孔钻预备　H. 检查第一扩孔钻预备深度及轴向　I. 第二扩孔钻预备　J. 检查第二扩孔钻预备深度及轴向　K. 第三扩孔钻预备　L. 检查第三扩孔钻预备深度及轴向　M. 颈部成形　N. 种植窝洞预备完成　O. 种植体植入　P. 检查种植体轴向殆面观　Q. 检查种植体轴向颊面观　R. 接入覆盖螺丝　S. 接入愈合基台殆面观　T. 接入愈合基台颊面观

（四）延期种植（Ⅳ型种植）

延期种植是指在牙槽窝完全骨愈合后植入种植体，通常为拔牙后 6 个月或更长时间。随着愈合时间的延长，牙槽骨进行性吸收，水平骨量和垂直骨高度进一步减少。总体治疗时间的延长对患者不利。因此，在严重的牙周炎、根尖周炎等骨缺损范围较大等情况的限制下，无法选择其他三种种植治疗时机时，才考虑采用延期种植。

二、单颗后牙缺失种植时机

口腔种植医师需要在种植手术前的诊疗过程中，全面收集患者信息，结合各类种植时机的优缺点，综合各方面因素评估种植时机。种植时机的评估需要综合考虑全身条件、口腔局部条件、外科因素（包括残留牙位点及拔牙位点健康状况及拔牙窝软硬组织状况）、修复因素、美学因素、患者主观因素及临床医师因素。口腔种植医师除了评估患者是否满足种植手术适应证，如口腔局部条件与修复条件都符合种植基本要求后，单颗后牙种植手术时机评估还需要考虑以下几方面。

（一）全身条件

吸烟影响种植疗效，吸烟量大于 10 支 /d 的患者应谨慎选择即刻种植。全身健康状况不佳和愈合不理想（包括已经得到控制的糖尿病或类固醇和双膦酸盐治疗）的患者应该选择埋入愈合。

（二）外科因素

1. 残留牙及拔牙位点的健康状况　在感染的位点植入种植体是种植治疗的风险因素。临床医师需要根据病史及检查结果，判断残留牙及拔牙位点是否存在局部感染。存在急性炎症和脓性渗出，或广泛骨破坏的慢性炎症位点，拔牙后必须推迟种植体植入（早期种植或常规种植），以消除局部炎症，防止种植治疗失败。

（1）待拔牙位点周围是否有骨缺损：如因根管治疗不佳、根折、牙根吸收等原因拔牙，牙槽骨无骨折及缺损或缺损少，可考虑即刻种植。当待拔牙的牙槽骨存在骨缺损，如颊侧骨壁缺失、二 / 三壁缺损等或牙槽骨骨折，可考虑拔牙同期 GBR 后，择期进行种植手术。对于根尖周囊肿、牙根粘连，或大范围根尖骨缺损导致没有足够的骨量获得初期稳定性者,建议位点保存后行延期种植。

(2)拔牙位点强调无干扰愈合原则:种植体植入后能在牙槽骨内无干扰地愈合,是最理想的愈合方式。如果是行即刻种植,拔牙后要彻底清除拔牙窝内的肉芽组织、牙根残片和牙槽骨碎片,同时避免异物进入其中。如果是行常规种植,翻瓣后要完全去除窝洞周围的软组织,避免备洞过程中将其带入窝洞,影响种植体的骨结合。

2. 拔牙窝软硬组织状况　拔牙窝的形态,牙槽骨的骨质、骨量,是否有骨缺损均会影响种植体植入的理想位置和种植体的初始稳定性。不管在即刻种植、常规种植或者延期种植中,良好的初期稳定性都是十分关键的,种植时机的选择在很大程度上也取决于初期稳定性。只有当骨密质完整,牙槽骨病变<5mm,且颊侧骨壁>1mm、舌侧骨壁>1mm,根方有效骨量>3~5mm 时,方可考虑即刻(Ⅰ型)种植。拔牙后骨密质完整,牙槽骨病变<5mm,但颊侧骨壁<1mm,舌侧骨壁>1mm,或骨密质略有缺损,但不需同期进行外置法植骨术等复杂骨增量手术者,可考虑拔牙后早期种植。拔牙后颊侧骨壁完整的多根磨牙,牙槽骨病变>5mm,可考虑拔牙后行常规(Ⅲ型)种植。后牙拔除后颊侧骨壁骨折或缺损,水平骨吸收 ≤ 3mm,可行拔牙位点保存后延期种植。

2013 年,学者 Richard B Smith 和 Dennis P Tarnow 根据种植体在拔牙窝内获得初期稳定性的情况,提出了后牙位点即刻种植的分类系统(图 2-2-4)。分类的核心是拔除后牙位点牙槽中隔的可用骨量,可分为以下三种类型。

A 类:牙槽中隔可完全容纳种植体。

B 类:牙槽中隔冠方不足以完全容纳种植体。

C 类:牙槽中隔几乎不存在。

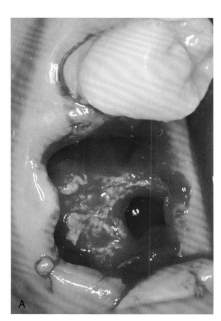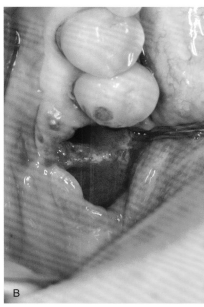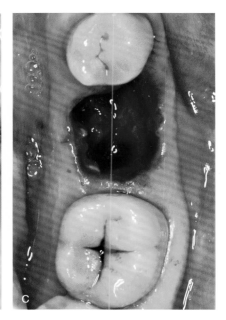

图 2-2-4　Smith 和 Tarnow 提出的后牙位点即刻种植分类对应的临床病例
A. A 类拔牙窝的磨牙即刻种植　B. B 类拔牙窝的磨牙即刻种植　C. C 类拔牙窝的磨牙即刻种植

（三）美学因素

与口腔上颌前牙区相比，尽管单颗后牙种植修复的美学考量不多，但当患者对后牙美学要求较高时，需要结合美学因素评估种植手术时机。拔牙窝软组织的质、量和形态影响种植后软硬组织的长期稳定性及美观效果。如果想获得更逼真的穿龈形态，在满足初期稳定性的前提下，可以考虑进行即刻种植。当无法实现原发性闭合是由于软组织量不足（<7mm）时，可考虑行早期种植。在后牙区，当附着龈厚度为1~1.5mm 或无法原发性闭合或附着龈厚度<1mm 时，可考虑位点保存后延期种植，并进行软组织增量术。

（四）患者及医师因素

1. 患者主观因素　选择不同种植时机方案时应遵循患者的主观意见和期望，包括治疗周期、治疗费用及其他主观因素。通常情况下，医师和患者都倾向于选择能够缩短治疗周期和减少外科手术次数的治疗方案。在各种种植时机中，通常Ⅰ型种植的治疗周期最短，Ⅳ型种植的治疗周期最长。患者其他主观因素也会影响种植实际方案的选择，如是否由于个人原因要求提前或推迟种植时间、患者对种植修复后的美学期望值、是否具有良好的依从性等。

2. 医师因素　医师需要完整收集患者信息，正确判断患者全身、口腔及缺牙位点的情况，根据临床适应证选择合适的种植时机。此外，医师的种植专科知识储备、种植外科手术技能、医患沟通能力、病例选择能力及医师团队的治疗规范等因素，都会影响种植时机的决策。例如，单颗后牙的即刻种植对医师的种植外科手术技能要求高，建议由临床经验丰富的口腔种植医师完成。

通过综合分析上述信息，可以评估麻醉和手术风险、拔牙创的血供、软硬组织的再生和抗感染能力、以修复为导向的种植体三维位置的精准性、种植体初期稳定性、术后口腔卫生维护情况等，由此选择合适的种植时机。

第三节　种植体选择与植入设计

临床医师把握好种植适应证和确定好种植时机后，便进入种植体设计阶段。种植体设计是种植修复中的一个重要环节，正确的种植体设计利于种植体周围骨组织及软组织的长期稳定，需要遵守一些基本原则。骨量、重要解剖结构的位置，以及口内余留牙的咬合关系影响种植体三维位置的设计，以及种植体数量、直径、长度和轴向的确定，在进行种植体设计时需要考虑以上因素。为了在种植过程中避免损伤如神经、血管等重要解剖结构，并遵循以修复为导向的种植理念，将种植体准确地植入理想的三维位置是最终达到理想种植修复效果的重要保证。数字化种植外科导板、动态导航等数字化技术的出现，将这一目标变成了现实，数字化技术辅助下的种植相较于自由手种植，具有更高的精度。

一、种植体选择与植入设计原则

以修复为导向的种植修复设计，需要在种植体植入设计之前确定修复牙冠的位置，修复牙冠的设计往往需要借助蜡型或数字化设计软件完成，并遵循以下原则。

（1）近远中向：修复牙冠中央窝的位置应平分邻牙外形高点间的缝隙。

（2）唇/颊舌向：修复牙冠的中央窝与前后邻牙的中央窝连线应在同一直线上。

（3）与对颌牙的关系：对颌牙的功能尖与修复牙冠的中央窝形成良好接触。

（4）修复空间：单颗后牙冠宽 7~10mm，水平向修复空间不足将直接影响种植体直径的选择。殆龈距决定能否行种植修复以及是否需要处理对颌牙。殆龈距应至少满足 5mm。若殆龈空间不足，则对颌牙在不进行根管治疗的情况下，可少量多次调磨。必要时，则对颌牙需根管治疗后截冠。

种植体植入设计还需考虑骨量条件。单颗后牙水平向骨量通常影响骨增量方式及种植体直径的选择，而垂直向骨量通常影响种植体长度的选择。

（一）近远中向

种植体与邻牙或另一种植体之间应保持一定的距离，以免间隔的牙槽嵴吸收和龈乳头退缩，一旦发生邻牙牙槽嵴吸收，以目前的技术很难恢复其高度。当种植体颈部发生骨吸收时，水平向骨吸收的范围为种植体周围 1.0~1.5mm，为了防止邻牙牙槽嵴发生垂直骨丧失，种植体颈部表面距邻牙牙根表面应不小于 1.5mm（使用平台转换种植体可将标准降至 1mm），种植体之间应至少保持 3mm 距离。

（二）唇/颊舌向

种植窝洞预备完成后，唇侧理想骨板厚度为 2mm。厚度小于 1mm 将影响垂直骨高度，进而影响软组织的美学形态。

（三）垂直向

骨平面位置越低，剩余牙槽嵴高度不足，骨吸收越明显，种植可用骨量少，此时，可能需要行骨增量或选择长度较短的种植体。骨水平种植体通常低于骨平面植入，以预防牙槽嵴顶吸收。假设在牙槽嵴顶高度没有降低的情况下，骨水平种植体平台的位置应位于预期龈缘位置根方 3~4mm 处。

在垂直向上应保证种植体根方与下颌管等重要解剖结构保持至少 2mm 的距离，同时上颌种植体应注意避免穿破上颌窦黏膜进入上颌窦。

（四）确定种植体植入轴向

种植体轴向是指植入在牙槽嵴内的种植体相对未来修复体之间的倾角，包括唇（颊）舌向倾角、近远中向倾角、相邻或多颗种植体之间的倾角。种植体的轴向必须以修复为导向，满足种植体周围骨组织及软组织长期稳定的要求，需遵循以下原则。

1. 种植体的轴向需满足理想的种植体三维位置。

2. 种植体轴向应能使修复体形成正确的穿龈轮廓，维持种植体周围生物学宽度的长期稳定。

3. 种植体轴向应满足种植体-修复体负荷的生物力学要求。

如果计划用螺丝固位修复体，种植体的轴向应位于修复体的殆面位置。

二、种植体的数量及型号选择

（一）种植体数量

单牙缺失的缺牙位点常规种植 1 枚植体。当缺牙近远中向空间过大，只在缺牙区中央种植 1 枚植体，将导致种植体平台外的游离端力臂过长,在种植牙行使咬合功能时,近远中边缘嵴处传递给种植体的咬合力较大,不利于种植体的远期预后。可通过预先设计正常大小的牙冠,以此确定种植位点,并在种植牙的近中或远中留出间隙,通过不与邻牙建立邻接来避免牙冠近远中向的宽度过大。另一种方法是在缺牙位点植入 2 枚种植体,形成类似于多根牙的结构,以消除过长的游离端,并通过 2 枚种植体来分担咬合力。

（二）种植体直径

影响种植体直径选择的主要因素包括:缺牙位点(模拟天然牙牙根颈部直径)、牙槽嵴的近远中向及唇(颊)舌向宽度、种植体周围牙槽嵴的长期稳定性、形成合理的种植修复体穿龈轮廓等。通常将直径大约 3.5mm、4.0mm 及 5.0mm 的种植体分别称为细、标准、粗直径种植体。针对单颗后牙常规建议的种植体直径选择原则是:前磨牙可选用标准直径种植体,上颌磨牙与下颌磨牙选用标准直径或粗直径种植体。

（三）种植体长度

种植体长度指种植体植入骨内部分的长度,多数种植系统的种植体长度在 6~16mm 之间。影响种植体长度选择的主要因素包括:上颌窦底、颏孔和下颌管的位置,同时在冠方应尽量考虑龈缘及牙槽骨的位置。后牙区应保证种植体根方与下颌管等重要解剖结构保持至少 2mm 的距离,上颌种植体应注意避免穿破上颌窦黏膜进入上颌窦内。骨组织水平种植体平台应设计平齐或略低于牙槽嵴平面,软组织水平种植体可将粗糙部分置于骨内,光滑颈部位于牙槽嵴平面上方。另一方面,当牙槽嵴顶软组织厚度不足 3mm 时,应适当将平台转移设计的种植体平台放置在骨平面以下,减少种植体颈部骨吸收。综上所述,当剩余牙槽嵴高度不足,影响种植体长度选择或美学效果时,可考虑采用骨增量或使用短种植体。

尽管目前对短种植体的定义仍有争议,但一般称长度 6mm 的种植体为短种植体,短种植体的优势在于能规避对上颌窦和下牙槽神经的影响,避免复杂的骨增量手术,并发症少。有研究认为,当上颌后牙区垂直骨高度介于 6~7mm 或下颌后牙区介于 8~10mm 时,不考虑骨增量,则可采用短种植体。

（四）种植体根部外形和颈部设计

即刻种植中,种植体的外形结构与种植体的初期稳定性密切相关。种植体根部外形设计包含种植体轮廓设计、螺纹设计和自攻性等内容。锥形种植体可对周围骨组织产生侧向力,与骨组织的结合更加紧密,从而可获得良好的初期稳定性。密集的种植体根方螺纹可使种植体表面积增大,进而增大种植体与骨组织的接触面积,增加种植体的初期稳定性。另外,自攻性有助于种植体在极差较大的备洞条件中植入,可取得良好的初期稳定性。

在颈部设计中,目前认为,颈部膨大的结构会导致牙龈退缩的风险增高。相对于颈部膨大的结构设计,平台转移种植体可以有效保存种植体颈部的骨组织,从而减小牙龈退缩的风险,提高种植修复的长期美学效果。

（五）穿龈轮廓设计

为使修复体获得良好的穿龈轮廓,并防止种植体颈部金属暴露,软组织水平种植体平台位置应位于唇侧龈缘中点的根方 1.0~2.0mm 处,骨水平种植体则为 3.0~4.0mm 处。非美学区因对美观要求较低,种植体平台可穿龈或位于龈下。有研究显示,穿龈轮廓角度 >30° 时,种植修复体发生生物学并发症的风险增加。此外,有研究发现对于薄龈型患者,将种植体平台植入骨平面下可有效减少种植体颈部的骨吸收。

（六）基台连接

基台与种植体平台的连接方式称为基台连接。根据以种植体平台中心存在向冠方凸起或凹陷到种植体内部的结构设计,将基台连接分为外连接和内连接。依据种植体平台与基台接触面的设计,将基台连接分为平面连接和斜面连接,前者为两个直角平面之间的接触,后者为两个相互匹配的斜面。外连接与内连接相比,存在抗侧向力不足和螺丝易松动等缺陷,但当窄种植体内连接结构设计受到种植体颈部直径的限制时,外连接设计仍是一种不可取代的基台连接方式。内连接设计中往往会加入斜面（锥度）连接,该设计在达到螺丝额定的预锁力后,依靠锥度壁的摩擦阻力产生固位力,使螺丝不承担或较少承担负荷,可有效防止螺丝松动。

（七）种植体材料

目前,临床应用与实验研究较为广泛的种植体材料主要分为三大类,即工业纯钛、钛合金及陶瓷。钛及钛合金是临床上使用最广泛的种植体材料,其在生物相容性、抗腐蚀性、机械强度和弹性模量上均有优异的表现。钛锆合金有更高的强度和硬度,其在组织学方面的表现与钛种植体相当。

三、数字化设计

随着种植牙技术的不断发展,以修复为导向的理念早已深入人心,数字化种植导板（图 2-3-1）和数字化种植导航（图 2-3-2）等技术是实现这一理念的重要工具。随着影像学设备精度的不断提高,以及种植专用设计软件的研发,医师可通过数字化程序将体层扫描数据转化为包含所有必要解剖信息的三维图像,以用于制订详细的种植治疗计划。

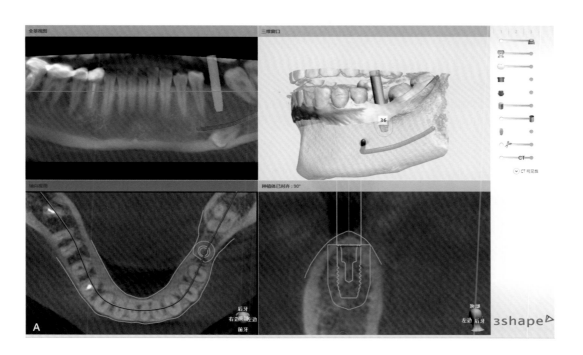

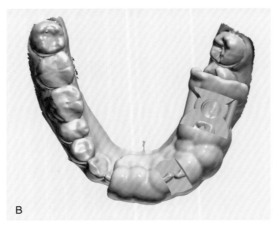

图 2-3-1   数字化种植导板

A. 数字化种植导板软件设计   B. 数字化导板设计后软件效果

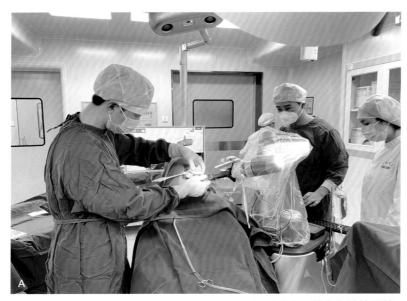
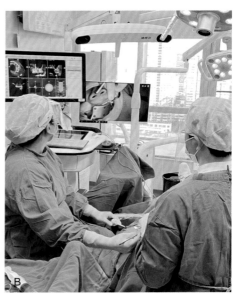

图 2-3-2   数字化种植导航

A. 数字化导航术中操作者   B. 数字化导航操作界面

数字化导板和种植导航技术都是个性化手术辅助工具,通过将患者的影像学资料导入软件,可以在软件中准确评估骨量,识别重要的解剖结构,并在此基础上进行种植体三维位置的规划设计,以及种植体数量、直径、长度的选择。通过将术前影像学诊断及手术规划信息传递到术中,实现以修复为导向、安全、精准的种植体植入,避免损伤重要的解剖结构,有效预防术后并发症,尤其是在某些特殊病例,如骨量不足或间隙不足的病例。同时,也可降低自由手不翻瓣手术的风险,实现微创植入外科手术。

第四节　种植负荷评估

良好的骨结合是种植修复成功的基础,根据 Brånemark 教授的建议,为了最大限度地减少种植体植入后失败的风险,可选择让植体在无负载的情况下愈合 3~8 个月,使之完成骨结合。显然,这增加了患者种植修复的治疗时长,患者满意度不佳。即刻或者早期负荷能够显著减少患者的缺牙时间,减少患者的复诊次数,有利于患者的功能修复以及心理健康。因此,近十几年来,不少临床医师尝试早期负荷甚至即刻负荷,取得了一些效果。

2016 年,*Clinical Oral Implant Research* 发表专家共识指出,单牙缺失位点行 1 枚种植体支持的即刻负荷会增加种植体脱落的风险。相较于传统的延期负荷,即刻负荷可导致失败风险增加 5 倍,临床效果尚不理想。目前,单颗后牙缺失行种植修复的普遍做法还是常规或延期负荷。2021 年发表的系统综述提出,无论是在上颌后牙区还是下颌后牙区,只有常规负荷是科学的、临床效果确切的负荷方案。不过,随着对种植体骨结合机制的进一步认识,种植体设计、表面改性技术的发展,骨结合的速度加快,植体负荷的时机可能会提前。本节将介绍负荷时机的分类以及影响负荷时机选择的因素,同时对单颗后牙缺失种植负荷的研究进展进行介绍。

一、负荷时机的分类

根据国际口腔种植学会(ITI)第四届共识研讨会对种植修复的负荷方案所达成的共识,种植体的负荷时机分为三类:①即刻负荷,种植体植入后 1 周内;②早期负荷,种植体植入 1 周~2 个月;③常规负荷,种植体植入 2 个月之后。所谓负荷是指种植体上部的修复体与对颌牙存在功能性咬合接触。需要注意的是,尽管即刻修复所指的修复体与对颌牙在牙尖交错殆、前伸殆的静止和运动状态下均无咬合接触,但并不代表种植体没有受到力的作用。事实上,种植体仍然会受到生理性力量的作用,包括颊肌和舌肌等肌肉的作用力,以及通过食物团块传导的咬合力。所以,即刻修复也属于即刻负荷的范畴,只是受力更加轻微。与对颌牙形成咬合接触是否对于骨结合更加有利,目前尚无定论。同时,需要说明的是,ITI 共识不再单独定义延期负荷,而是将其包含于常规负荷的定义中。对于一些极端的临床条件,例如植入大量骨移植材料的上颌窦底提升同期植入种植体者,仍然建议行延期负荷(>6 个月)。

二、影响负荷时机的因素

推迟或者提前负荷时机的出发点都是不能影响种植体的骨结合过程。形成骨结合的关键是种植体和骨界面之间的稳定接触。种植体植入后前 1~2 个月骨吸收活动较新骨形成活跃,尤其在种植体植入后 3 周左右破骨细胞活动达到巅峰。而从第 4 周以后,新骨形成持续增多,在第 3 个月时大量的新骨在种植体颈部及中部形成。因此,如果在骨愈合的早期进行不恰当的负荷干预,破坏了旧骨吸收以及新骨形成之间的动态平衡,可能导致种植体微动增加,种植体周围出现细微的间隙而容易形成纤维性结合而不是骨结合,从而造成种植失败。研究显示,植入后的植体动度<100~150μm,不会影响种植体的骨结合。把控好可能影响种植体微动的因素,才能进行负荷时机的正确选择。以下将对可能的影响因素进行介绍。

（一）种植位点骨特点

骨密度对于负荷尤其是即刻负荷的成功具有重要的影响。相比于骨松质,种植体植入骨密质后,由于能够获得更好的机械锁结作用而更易得到良好的初期稳定性,以承受即刻负荷。而且,不同的骨质对于种植体的微动抵抗能力不同,相同的扭矩作用于Ⅱ、Ⅲ、Ⅳ类骨会分别产生100μm、150μm、200μm的动度。因此,种植位点骨密质比例增加为负荷时机提前以及负荷成功提供了基础。下颌后牙区多为Ⅱ、Ⅲ类骨质,而上颌后牙区常见的是Ⅳ类骨质,因此下颌后牙区的骨质更有利于抵抗早期的种植体微动。对于骨密质比例较少、骨质不佳的位点,可以实施渐进性负载,即从早期与对颌牙无咬合接触的修复体,逐渐过渡到与对颌牙有功能性咬合接触的修复体,完成负荷。渐进性负荷可有效减少嵴顶的骨密质吸收,利于种植体长期稳定。同时需要注意的是,下颌后牙区颊侧骨吸收常常较为明显,可导致骨厚度不足而需要术中同期行骨增量。此种情况一般建议常规负荷,而不提倡即刻或早期负荷。

（二）外科植入技术

种植窝的预备程序也可影响负荷的结局。在种植窝的预备过程中,创伤过大或热损伤都可能导致种植体-骨界面的纤维性愈合而使得种植失败,负荷自然也会失败。此外,某些种植窝预备程序,如级差备洞,可增加种植体的初期稳定性,有利于即刻负荷的成功。

（三）种植体特点

种植体的宏观特点(尺寸、形状)以及微观特点(表面改性)也会显著影响种植体负荷的结局。种植体越长,直径越大,种植体和骨界面之间的接触面积越大,初期稳定性越好,越有利于即刻负荷的成功。在后牙区,由于上颌窦底或下颌管的限制,种植位点可用骨高度常常有限而导致短种植体的使用。有文献报道,即刻负荷可成功用于短种植体(<8mm),但目前还没有后牙区单颗短种植体支持的即刻或早期负荷的临床效果报道。此外,相比于柱状种植体,具备螺纹表面的种植体可进一步增加受力面积,也有助于即刻负荷的成功。得益于种植体表面改性技术,如喷砂、酸蚀、等离子蚀刻等的快速发展,种植体表面的微观粗糙度得到了有效增加,促进了种植体与骨界面之间形成微观的机械锁结,提高了种植体-骨结合率,增加了种植体稳定性与种植体抵抗微动的能力。有研究报道,亲水表面设计的种植体具有强大的亲水性,骨结合速率明显加快。利用该类型种植体进行无咬合接触的早期负荷(种植后1个月),5个月后更换为永久修复,术后3年、10年都获得了良好的临床效果。

（四）咬合因素

后牙区的种植体承担的咬合负荷占50%以上,种植体-骨界面的压力较大,导致种植体微动增加的可能性提高,负荷失败的风险随之增加。口腔的副功能运动,例如磨牙症或紧咬牙,会使种植体的受力强度进一步增加,受力时间延长,并且会让种植体承受较多的侧向剪切力,显著增加了种植体骨结合失败以及负荷失败的风险,这是即刻负荷的禁忌证。此外,对于咀嚼肌较为发达的患者,其咬合力通常更大一些,此时也要慎重考虑负荷时机的提前。

（五）全身因素

骨代谢类疾病，常见的如骨质疏松症会影响种植位点的骨质和骨量，降低种植位点骨的机械性能，减少其对于种植体微动的抵抗能力，从而影响负荷的结局。此外，不良的生活习惯，如每日大量抽烟也可能会影响种植修复的成功率。这部分内容在前面的章节中已有介绍，这里不再赘述。

（六）患者的主观因素

即刻或早期负荷因能尽快修复缺牙、减少患者的就诊次数而受到部分患者的青睐。然而，如前所述，即刻负荷会增加种植体失败的风险。整个治疗过程应十分小心，需要患者的密切配合，要求患者有较高的依从性，同时要能够接受负荷时机提前所带来的失败风险。

三、种植负荷的评估

总体看来，影响种植体负荷时机选择的关键是对种植体愈合过程中种植体周围微动的控制，前述内容已经介绍了影响种植体周围微动度的可能因素。目前，临床上一般通过测量种植体的扭矩或者种植体稳定指数（implant stability quotient, ISQ）来监测种植体的微动情况，并将其作为评估负荷时机的常用指标。ITI 共识推荐的允许负荷扭矩是 20~45N·cm 或 ISQ>60。现将可能的影响因素以及评估指标总结如表 2-4-1 所示。

表 2-4-1　种植负荷的影响因素及相关指标

评估项目	评估情况	植体扭矩 /ISQ 值	负荷时机选择
患者期望 / 依从性	要求尽早修复，且依从性好		可尝试即刻负荷
	未要求尽早修复，且依从性不佳		常规负荷
咬合因素	咬合正常		可尝试即刻负荷
	存在口腔副功能运动	扭矩 20~45N·cm 或 ISQ>60	常规负荷
种植位点骨特点	Ⅱ、Ⅲ类骨质		可尝试即刻负荷
	Ⅳ类骨质		常规负荷（渐进性负荷）
	需要骨增量		常规负荷

近年来，有部分文献报道，在后牙区行单颗种植体支持的即刻负荷也取得了可以接受的临床效果，种植体存活率与常规负荷无显著差异，并且龈乳头塑形效果更好，美学效果更佳。早期或即刻负荷因能显著减少复诊次数，提高患者满意度而正在蓬勃发展，但目前学术界尚未形成以指导单颗后牙缺失的种植即刻或早期负荷的方案。因此，不建议刚进入临床工作的口腔医师开展此项业务，选择常规负荷更为合适。有经验的临床医师在开展此项业务时也需要仔细评估，选择好适应证，采用骨结合效率更高的种植体，使用级差备洞程序等，谨慎开展后牙单颗种植体支持的即刻负荷。

第五节   骨增量评估设计

在口腔种植修复治疗中,确保种植治疗成功的基本要求是,牙槽骨有充足骨量可以支持所需种植体的数目和分布。然而,缺牙时间长、牙周炎、外伤等因素常常会导致拟种植区域骨量不足,无法使种植体获得足够的骨支持。一方面,由于邻牙的存在,单颗后牙骨量缺失存在缺失范围局限、程度可控的特点,但同时也存在如角形吸收等邻牙牙周炎导致的特征性骨缺损形态;另一方面,水平向的骨缺损相对垂直向骨缺损更为常见且明显,其中以颊侧骨吸收最常见。若单纯以外科为导向进行种植修复,轻微的颊侧骨吸收往往不会影响种植体的三维位置,然而,以修复为导向的种植修复要求良好的牙弓殆曲线及咬合关系。因此,即使存在少量的颊侧骨吸收仍可能需行骨增量,以获得最佳的修复效果。

针对单牙缺失的种植修复,是否需要进行骨增量以及选择何种骨增量程序,往往需要进行多个因素的综合考虑。本节旨在提供牙槽嵴骨增量方案选择的决策思路,为临床上制订种植修复治疗方案提供参考。

一、单颗后牙骨增量的主要评估因素

骨增量的时机和术式选择与种植位点骨缺损的程度和类型息息相关,因此在制订骨增量程序方案时,需拍摄 CBCT 进行模拟植入设计,并对缺损类型进行评估。一般评估流程包括:①拍摄 CBCT,测量可用骨高度和骨宽度;②模拟种植,从近远中向、颊舌向、冠根向三个维度判断骨缺损的程度,从而评估是否需要进行牙槽嵴骨增量、骨增量手术时机选择与术式选择等问题。

（一）骨量评估

1. 近远中向骨量评估   从近远中方向看,种植区近远中向的骨量丢失原因主要为邻牙局限型牙周炎或广泛型牙周炎。邻牙的牙周状况及牙槽骨条件影响可用的近远中骨宽度与垂直向骨高度。具体而言,可以分为邻牙牙槽骨水平型吸收、角形吸收和凹坑状吸收。

水平型吸收是最常见的吸收方式。牙槽间隔、唇颊侧或舌侧的牙槽嵴顶边缘呈水平吸收,使得牙槽嵴高度降低,通常形成骨上袋。由于牙槽骨整体高度下降,通常难以恢复至原有高度。凹坑状骨吸收常表现为龈谷下方的牙槽骨吸收,在根尖片及全景片中往往难以发现。角形吸收指由于慢性牙周炎、咬合创伤等因素造成牙槽骨发生垂直方向或斜行的吸收,与牙根面之间形成一定角度的骨缺损,牙槽嵴高度降低不多(除非伴有水平吸收),而牙根周围的骨吸收较多。垂直型吸收大多形成骨下袋,即牙周袋底位于牙槽嵴顶的根方。根据剩余骨壁的数量,骨下袋可以分为一壁、二壁、三壁、四壁骨袋。

2. 水平向骨量评估   研究表明,虽然牙齿缺失后的骨丧失过程通常是三维的,但水平向缺损或骨宽度减少的程度往往更为明显。Schropp 等对 46 例患者拔除前磨牙或磨牙后的颊舌侧骨板宽度变化进行评估,发现在 3~12 个月,颊舌侧骨板会减小 3.8~6.1mm,吸收量接近原始骨宽度的 50%。水平向骨缺损常常先由颊侧骨密质开始,伴有骨松质的改变,而颊侧骨密质厚度<2mm 有更高的吸收风险。由于颊侧水平向

骨缺损是临床中单颗后牙缺失后骨缺损的常见类型,故临床医师需以修复为导向评估骨缺损对种植修复的影响,并决定是否需要采取相应的骨增量措施。

3. 垂直向骨量评估　在牙缺失后,牙槽骨即发生缓慢的垂直向吸收。根据研究,拔牙后 6 个月垂直向骨吸收会达到牙槽骨高度的 11%~22%。根据垂直向骨吸收的严重程度,种植位点可剩余近远中的 1 个或 2 个骨壁,在邻牙存在严重牙周炎导致牙槽骨水平型骨吸收时,种植位点可发生整体的垂直高度降低,此时将不存在剩余骨壁。对于上颌后牙区种植而言,长期缺牙及上颌窦气化等因素可使牙槽骨同时经历顶部及底部的骨吸收,从而导致骨高度不足。垂直向骨高度将直接影响种植体长度的选择,临床医师需在术前对种植位点垂直高度进行审慎评估,以决定种植体长度及是否需要进行垂直向骨增量手术。

(二)骨缺损分类

根据临床骨量的评估方式,骨缺损分类方式如下。

1. 水平向骨缺损分类　Tolstunov 等人以修复为导向,对牙缺失后的水平向骨缺损形态进行了总结(表 2-5-1)。

表 2-5-1　水平向骨缺损分类

骨缺损类型	描述
无水平向骨缺损	牙槽嵴宽度>10mm
轻微(minimal)缺损	牙槽嵴宽度 8~10mm,通常不需要进行骨增量手术,除非为了获得更佳的修复关系
轻度(mild)缺损	牙槽嵴宽度 6~8mm,通常需要行骨增量手术来增加颊侧骨量,以获得最佳的种植体修复位置
中度(moderate)缺损	牙槽嵴宽度 4~6mm,骨增量可能性大
重度(severe)缺损	牙槽嵴宽度 2~4mm,通常需进行骨块移植术
极度(extreme)缺损	牙槽嵴宽度<2mm,需行复杂骨增量手术
沙漏形(glasshour)或倒凹形骨缺损	牙槽嵴顶宽度 6~10mm,下方宽度最小处为 2~4mm,针对下方缩窄部位需行骨增量
瓶颈形(bottleneck)骨缺损	牙槽嵴顶宽度 2~4mm,下方宽度 6~10mm,此时可视具体情况考虑是否需行牙槽嵴修整术或骨增量手术

2. 垂直向骨缺损分类　垂直型骨吸收常常与水平型骨吸收同时存在,针对垂直型骨吸收后余留骨壁数量及骨基底宽度,Khojasteh 等人将垂直向骨缺损分为以下类型(表 2-5-2,表 2-5-3)。

表 2-5-2　垂直向骨缺损分类

骨缺损类型	余留骨壁数量
A 型	二壁骨缺损(近远中骨壁)
B 型	仅余一侧骨壁
C 型	牙槽嵴整体垂直高度降低

表 2-5-3　垂直向骨缺损分类

骨缺损类型	骨基底宽度
Ⅰ型	骨基底宽度>5mm
Ⅱ型	骨基底宽度 3~5mm
Ⅲ型	骨基底宽度<3mm

3. 结合水平向及垂直向骨缺损的混合缺损分类　2010 年提出的 Terheyden 牙槽骨缺损分类定义了牙拔除后牙槽嵴吸收的典型类型,综合考虑水平向及垂直向骨量,根据骨缺损与种植体植入位置的关系可将缺损类型分为四类(表 2-5-4)。

表 2-5-4　混合骨缺损分类

骨缺损类型	描述
1/4 型	裂开型骨缺损,在骨吸收的初始阶段,唇/颊侧骨板吸收少于预期种植体长度的 50%
2/4 型	颊侧骨板继续吸收形成刃状牙槽嵴,唇/颊侧骨板吸收超过预期种植体长度的 50%,但骨高度并没有明显减少
3/4 型	牙缺失历经数年后,出现部分牙槽骨高度降低
4/4 型	牙槽骨高度进一步降低,出现全部牙槽骨高度降低

二、单颗后牙骨增量术式

(一)引导骨再生(guided bone regeneration,GBR)

在骨组织再生愈合过程中,首先占据伤口区域的细胞类型决定了最终再生组织的类型。基于这一认识,Buser 等在 1993 年提出"引导骨再生"这一概念。它是指将膜放置在骨缺损区,利用膜的屏障作用,有效阻止纤维结缔组织长入,保持和支撑骨缺损空间,允许成骨细胞优先迁移、生长,达到骨再生、修复的目的。迄今,GBR 技术用于牙种植患者已超过 30 年,得到了大量的科学证据支持,经 GBR 治疗的种植体存留率达到 95% 以上。目前,引导骨再生技术已成为局部骨缺损再生的标准措施,是种植临床工作中应用最广泛的骨增量技术。

引导骨再生临床应用主要为与种植体植入同期或分阶段进行。同期种植主要用于拔牙位点的即刻种植,或种植体植入后发生牙槽嵴裂开式骨缺损,暴露种植体表面的病例。分阶段的治疗方案主要用于牙槽嵴宽度不足的病例,先实施引导骨再生手术增加牙槽嵴宽度,经过 6~9 个月的愈合期后,再进行第二次手术植入种植体。

1. 优点　GBR 的应用扩大了口腔种植的适应证,降低了植骨手术的相关并发症,加快了口腔种植的普及和发展。为获得成功的临床效果,引导骨再生需满足的条件有:良好血供的受骨床、有利型骨缺损、骨移植材料的充分稳定性、屏障膜的充分效应期、无张力的创口初期关闭、无干扰愈合。

2. 缺点　不可吸收性屏障膜在应用过程中存在的缺陷:①塑形困难,难以与周围组织贴合和固位;②术后若软组织裂开使膜暴露,继而会增加骨移植材料感染的风险,影响引导骨再生效果甚至失败;③不可吸收膜因为无法与周围组织发生整合,需进行二次手术取出。可吸收性屏障膜的研发,克服了不可吸收性屏障膜存在的上述问题,但存在易于塌陷、骨再生空间难以维持、降解速率难以调控等缺陷。

3. 引导骨再生衍生技术分类

(1)香肠技术(sausage technique):香肠技术是一种改良 GBR 技术,适用于刃状牙槽嵴的水平向骨增量。通过植入颗粒状自体骨和骨替代材料的混合物,将可吸收胶原膜覆盖并固定植骨材料,使用钛钉将胶原膜固定在牙槽嵴顶从而有效增宽牙槽嵴顶处的骨宽度。

香肠技术克服了采用胶原膜进行 GBR 时,难以获得颗粒状骨移植材料的稳定性这一难点。其使得刃状牙槽嵴病例进行骨增量时所获得的骨量不仅仅局限于牙槽嵴的根向,通过应用具有弹性的可吸收胶原膜,可使骨移植材料被固定在牙槽嵴顶,而获得牙槽嵴顶的稳定。

(2)钛网(titanium mesh)的应用:钛网属于不可吸收性材料,具有隔离细胞和维持空间的绝对能力和一定的强度。临床上,当需要在骨缺损局部构建稳定的成骨空间时,往往联合应用钛网和生物可吸收性屏障膜。但钛网术中可操作性较差,存在创口裂开、钛网暴露、创口感染等风险。钛网需在新骨形成后施行第二次手术取出,不仅增加了手术的次数、费用和患者的痛苦,而且存在加重黏膜瘢痕和因翻瓣导致部分新骨丧失的风险。钛网的以上缺点限制了其在临床上的应用。近年来,3D 打印个性化钛网显著增加了术中操作的便利性,降低了创口裂开及钛网暴露的风险,其临床应用越来越广泛。

（二）自体骨移植

自体骨移植中使用的是自体骨,不使用或仅辅助使用少量骨替代材料,以增加受区的垂直向骨高度和 / 或颊舌向骨宽度。自体骨移植的原理主要依据爬行替代原理,由新生骨替代移植骨,移植的自体骨提供活性骨组织细胞并在吸收的过程中释放骨生长刺激因子。

1. 适应证　自体骨移植适用于引导骨再生不能获得预期效果者、不利型骨缺损、严重的垂直向和 / 或水平向骨缺损、颊舌向贯通性骨缺损、拒绝接受骨替代材料者。

自体骨移植需满足的外科原则:受植床良好的血供、受植床无感染、移植骨块的坚固固定、创口不与外界相通。

2. 优点及缺点　自体骨移植的优点为移植材料同时具有骨生成、骨诱导和骨引导能力。缺点为需要开辟第二术区,易产生供区并发症。

3. 自体骨移植的相关术式分类

(1)外置式植骨(onlay bone graft):外置式植骨是将块状骨嵌贴于受区骨面,以增加牙槽嵴骨量的方法。该术式可有效改善严重吸收牙槽嵴的高度和宽度,使原本不能种植或难以种植的患者的拟种植区骨量达到满足牙种植的基本要求。

外置式植骨适用于:牙槽嵴萎缩,剩余牙槽嵴高度<10.0mm、宽度<5.0mm 的病例,需要垂直骨增量的病例。

(2)贝壳技术(自体骨片帐篷技术):贝壳技术是用于牙槽嵴高度降低且表现为刃状形态的萎缩牙槽嵴,通过在牙槽嵴颊 / 舌侧固定自体骨片构建成骨空间。通常使用定位而非拉力螺钉固定骨片,骨片上缘的位置要与未来计划的种植体颊侧骨板所在位置相适应。通过在牙槽嵴和骨片之间创造一个开放的空间,在其中填入颗粒状自体骨和 / 或骨移植材料,必要时于外层覆盖可吸收性胶原膜,以增加垂直向和水平向骨量。

贝壳技术主要适用于单颗牙缺失和连续多颗牙缺失伴有垂直向和水平向骨吸收的病例。

（三）牙槽嵴扩张术（ridge expansion technique）

牙槽嵴扩张术是一种采用骨凿或骨挤压器将骨宽度增加，以容纳种植体的骨增量技术。其包括骨劈开术、骨挤压术，主要用于水平向的骨增量。

1. 骨劈开术（split-ridge technique）　骨劈开术是使用骨凿逐步劈开狭窄的牙槽嵴，增加牙槽嵴宽度的技术。骨劈开术后形成的颊舌向间隙通常可以满足种植体植入，可在引导骨再生术同期植入种植体，以保证种植体的初期稳定性并减少骨移植量。当牙槽嵴唇舌向宽度过窄、预期植入种植体后种植体颈部唇颊侧会暴露时，通过应用骨劈开技术将牙槽嵴劈开，可以使种植体在植入后的唇颊侧存在骨板，从而将不利型骨缺损转化为有利型骨缺损（图 2-5-1）。

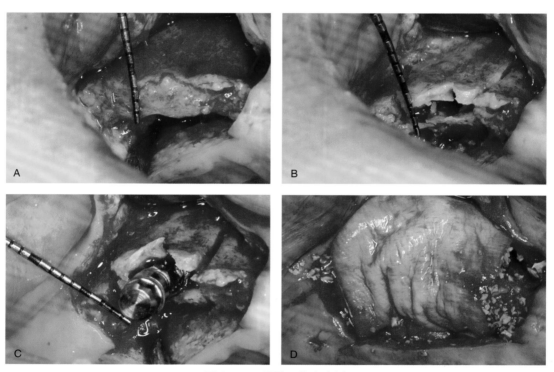

图 2-5-1　骨劈开临床病例
A. 术前牙槽骨宽度不足　B. 骨劈开即刻　C. 植入种植体　D. 同期进行 GBR

（1）适应证：骨劈开术适用于剩余牙槽嵴高度正常，但存在严重的水平向骨吸收（Ⅳ类剩余牙槽嵴）；牙槽嵴的组织学结构为骨密质之间有骨松质间隔（Ⅱ类或Ⅲ类骨密度）；牙槽嵴唇舌向厚度超过 4.0mm。可以同期实施 GBR 程序和同期植入种植体。当存在以下情况时，不适合行骨劈开术：牙槽嵴的组织学构成均为骨密质（Ⅰ类骨密度）；唇侧存在严重的根方骨凹陷；单颗牙缺失位点间隙狭窄，可能损伤邻牙牙根的病例。

（2）优点：①避免了水平向块状自体骨移植；②同期行种植体植入，使骨和种植体的愈合时间重叠，减少手术次数，缩短治疗周期，减少患者不适。

（3）缺点：①具有一定的技术敏感性，骨板在骨劈开的过程中可能会产生微细的裂缝或折断；②唇侧骨板在裂开过程中血运受到破坏，激活破骨机制使破骨活动更加活跃。

2. 骨挤压术（osteotome technique）　骨挤压术是指在种植手术过程中,当种植区牙槽骨密度较低时,通过使用不同型号的与种植窝相匹配的挤压器逐级挤压牙槽窝,利用骨松质的弹性扩大种植窝并通过挤压增加窝洞周围的牙槽骨密度,最终使种植体顺利植入。骨挤压术可避免因窝洞预备造成骨量缺失,同时可以增加骨与种植体的接触面积、增强种植体的初期稳定性。

(1)适应证:骨挤压术适用于种植区牙槽骨密度较低的病例,不适用于骨质致密无弹性的病例。

(2)优点:①为种植义齿提前负重甚至早期负重创造了有利条件;②创伤小,简化了手术流程、最大限度地减少备孔过程中的骨量损失、减少植骨量、提供良好的牙槽嵴增宽效果和种植体的初期稳定性;③增加了种植治疗的成功率。

(3)缺点:①盲目、不加控制的骨挤压会使骨板发生穿孔、碎裂或骨折;②过度骨挤压会使种植体-骨界面应力过大而导致骨坏死;③骨挤压时可能将骨质压向下颌管,造成神经损伤。

(四)牵张成骨术(distraction osteogenisis,DO)

牵张成骨术是将骨进行外科离断之后,通过渐进可控的牵引移动,同时扩增软组织量和骨量。通常在截骨手术1周后,通过对截骨间隙愈合中的骨痂施加适当的机械张力,每日1mm,可增加10mm甚至更多的骨高度。颌面部的牵张成骨术在增加颌骨和牙槽嵴的高度或宽度的同时可恢复软组织量。口腔种植的牵张成骨技术主要用牵张器进行牵张成骨,分阶段植入种植体。若用牵张种植体进行牵张成骨,在牵张成骨结束后可将其作为永久种植体留在骨内。

牵张成骨术的原理为将两骨断端牵开造成微创伤和出血,继而发生骨激活,持续性的牵引力在骨痂内创造空间并形成张力,随着牵引的过程逐步扩大并使成骨组织充满间隙,降低了纤维性瘢痕组织长入的风险,最终形成新骨。骨周围的软组织受到牵张力的影响而同步再生。

(1)适应证:牵张成骨术在需大量提升骨高度时可取得效果,故临床以垂直向牵张成骨为主。主要适用于:重度牙槽嵴骨缺损、牙槽骨剩余高度>5.0mm、缺牙间隙的近远中向距离≥3颗缺牙位点。

(2)优点:①不需要从额外的供区取骨,避免了供区并发症;②可同时进行骨组织和软组织增量;③避免了大量块状自体骨移植时可能发生的如创口裂开等导致的骨增量效果不佳或失败的并发症。

(3)缺点:①牙槽骨本身需有>5.0mm的高度以固定牵引器和形成牵引再生,否则将增加手术难度及并发症风险;②牵张成骨术的复杂程度较高、治疗时间长、费用高、需住院治疗等因素限制了其临床应用。

(五)上颌窦底提升术(maxillary sinus floor elevation)

由于牙槽嵴顶骨吸收及上颌窦气化作用,上颌后牙单牙缺失的种植修复有时会面临可用骨高度不足的问题。使用上颌窦底提升术抬高上颌窦底,是一种可预测的提高上颌后牙缺损区骨高度的方法,可以安全及可预测地配合使用多种移植材料,包括自体骨、同种异体移植材料、异种移植材料等。上颌窦底提升术包括经牙槽嵴顶的内提升术和经上颌窦侧壁的外提升术。上颌窦底内提升术是指预备种植窝至上颌窦底,通过此入路抬起窦底黏骨膜并选择植入骨增量材料,以此增加窦底骨高度的术式。上颌窦底外提升术是指在上颌窦外侧壁开骨窗,获得进入上颌窦的入路,剥离并抬起上颌窦底及其周围黏骨膜,植入骨增量材料后同期或分期植入种植体的技术。

专家认为,相比于外提升术,上颌窦底内提升术对于骨高度的提高程度是有限的,理论上采用内提升术抬高的极限黏膜高度为 4mm。ITI 共识认为,当窦底骨高度在 5mm 及以上时可选择上颌窦底内提升术,除此之外,建议选择上颌窦底外提升术。当然,在决定上颌窦底提升术前,需要检查患者上颌窦的状态。例如,对于存在上颌窦炎症表现者,需结合其耳鼻咽喉科病史考虑是否转诊。同时,上颌窦侧壁骨厚度及侧壁血管的位置将影响上颌窦底外提升术的手术方案。

三、骨增量术式选择

如前所述,单颗后牙缺失后的骨缺损形态可有多种表现形式,如何针对特定缺损形式进行针对性的骨增量,将是影响种植成功率及远期预后的重要因素。

(一)近远中向缺损

由上可知,导致近远中骨缺损的主要原因为邻牙的牙周炎。因此,对于近远中骨缺损,最重要的是控制邻牙牙周炎。对于轻度骨缺损,通过对邻牙进行适当的治疗,通常可以恢复这部分的骨量丢失。邻牙牙周炎导致牙槽骨角形吸收的邻面二壁骨袋或三壁骨袋为治疗的适应证,治疗方法有菌斑控制、翻瓣刮治等,严重者采取 GTR 和牙周植骨术等。经过治疗后可获得长结合上皮愈合或牙周新附着,预后较好,通常长结合上皮愈合更为常见。影响的预后因素有:①患者 / 位点因素,如吸烟、菌斑控制、松动度、牙龈厚度、牙髓情况等;②骨缺损情况,骨下袋深度较小者预后更佳,骨下袋窄深者预后比浅宽者更佳,剩余骨壁越多预后越佳;③手术设计、手术方式、骨替代材料、屏障膜的选择。

(二)水平向缺损

水平向骨缺损中的常用术式为 GBR、自体骨移植及牙槽嵴扩张术,其中 GBR 所能恢复的水平向骨量相对有限。Tolstunov 等人针对水平向骨缺损类型,分别提出了推荐的骨增量术式(表 2-5-5)。

表 2-5-5　水平向骨缺损推荐骨增量术式

骨缺损类型	推荐骨增量术式
轻微(minimal)缺损	通常不需要进行骨增量,若为了获得更佳的修复关系,可采用 GBR
轻度(mild)缺损	GBR 或骨劈开术
中度(moderate)缺损	单次或二次骨劈开术、GBR 或块状骨移植术
重度(severe)缺损	块状骨移植术或骨劈开术
极度(extreme)缺损	口外块状骨移植、多次大量 GBR 或牙槽嵴扩张术
沙漏形(glasshour)或倒凹形骨缺损	针对下方缩窄部位需行 GBR
瓶颈形(bottleneck)骨缺损	视具体情况考虑是否需行牙槽嵴修整术或骨增量手术

(三)垂直向缺损

根据上文总结的骨增量术式,GBR、自体骨移植术及牵张成骨术均能提高种植位点的骨高度。然而,由于牵张成骨术复杂程度较高、治疗时间长、费用高等缺点限制了其应用。目前,临床上应用最多的术式依然为 GBR 及外置法植骨术,但是仍无共识性术式及适应证的提出。Khojasteh 等人认为,垂直向骨增量要充分考虑受植区的剩余骨壁数量及骨基底宽度,这将影响骨移植材料的稳定性及血供。目前认为,除非大面积的骨缺损,临床上仍较为推荐使用 GBR 进行垂直向骨增量。

（四）混合缺损

结合 ITI 临床指南及上述讨论,针对混合骨缺损类型,笔者总结单颗后牙混合骨缺损推荐骨增量术式（表 2-5-6）,以供临床医师参考。

表 2-5-6　单颗后牙混合骨缺损推荐骨增量术式

单颗牙骨缺损类型	描述	优选方案	备选方案
1/4 型	有利型裂开式骨缺损	GBR 同期种植体植入	分阶段 GBR,美学区同期或者分阶段块状自体骨移植
2/4 型	水平向不利型骨缺损,需要在现有的骨壁外侧进行骨增量	分阶段 GBR	GBR 同期种植体植入,美学区分阶段块状自体骨移植
3/4 型	水平向及垂直向骨缺损	分阶段 GBR 联合间隙保持装置	块状自体骨移植或贝壳技术
4/4 型	完全受损	分阶段块状自体骨移植	分阶段 GBR 联合间隙保持装置

第六节　软组织增量

种植体周围软组织兼具功能和美观的作用,健康的种植体周围软组织可以避免种植体接触口腔内复杂的生物环境,抵抗外界的理化刺激和机械刺激。长时间的牙列缺损、牙列缺失会导致后牙软组织逐渐丧失,常表现为牙间乳头、附着龈宽度及厚度、前庭沟深度降低和丧失。对单颗后牙缺失而言,部分就诊患者缺牙区局部存在附着龈宽度和厚度不足,附着龈呈现条索状等特点,有必要在种植治疗开始前将软组织增量纳入治疗计划中。

一、软组织增量的时机分类

从理论上讲,后牙种植在任何一个阶段都有机会进行软组织增量的手术处理,包括拔牙同期。但是,在临床实践工作中,从患者对治疗的心理感受来讲,一般在二期手术之前进行软组织增量处理,其更容易接受。因为这样不会被患者误解为这些处理是种植手术的弥补措施。临床上最重要的是明确软组织处理的目的,根据目的选择合适的时机（表 2-6-1）。

（一）拔牙同期位点保存

拔牙位点保存可以用于非感染的位点,以达到预防牙槽嵴吸收和改善软组织愈合的目的,一般用于具有美学修复价值的位点。若拔牙位点存在骨缺损,自然愈合后可能出现牙槽严重吸收,建议应用拔牙位点保存术。

表 2-6-1　软组织移植时机的选择

操作时机	适应证
拔牙同期位点保存	具有美学修复价值的位点
骨增量手术前软组织移植	大量硬组织增量的要求
骨增量手术同期软组织移植	可用于同期增厚软组织
种植同期进行软组织移植	种植软组织状态并非最佳状态
二期手术前进行软组织移植	较大量的软组织增量
二期手术同期进行软组织移植	较小量的软组织增量
二期手术后进行软组织移植	弥补之前治疗遗留的问题
修复后进行软组织移植	弥补之前治疗遗留的问题

（二）骨增量手术前软组织移植

单颗后牙骨增量手术前软组织移植的目的主要是适应大量硬组织增量的要求。在大量植骨的情况下,一方面,骨增量手术同期软组织移植,会导致关闭伤口困难;另一方面,大范围翻瓣会导致膜龈联合向冠方移动过多,影响生物学功能。结合笔者自身临床经验,在骨增量手术术前行软组织移植可获得良好的软组织质与量的双重临床效果(图 2-6-1)。

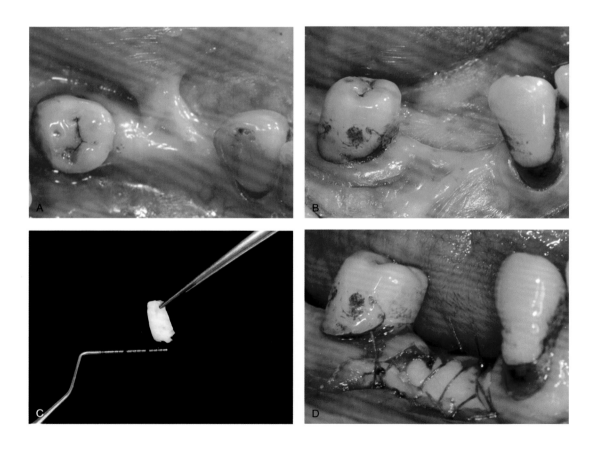

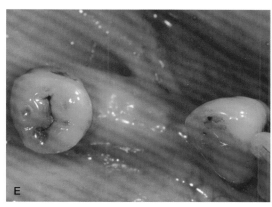
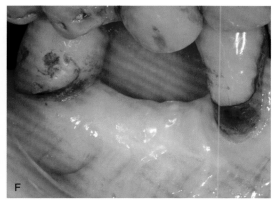

图 2-6-1　骨增量手术术前软组织移植临床病例 1 例

A、B. 后牙区存在软组织不足，颊系带附着高　C. 取上颌后牙区腭侧软组织

D. 软组织移植　E、F. 软组织移植术后 2 个月复查

（三）骨增量手术同期软组织移植

单颗后牙骨增量手术时软组织移植的目的主要是适应硬组织增量的要求。如果软组织的质和量不足，将会导致创口长时间无法封闭，使植骨材料暴露，增加感染的风险。因此，对于预期进行骨增量的患者，需提前分析软组织质和量是否达标。若不达标，可选择在骨增量手术前进行软组织移植。临床上较少进行骨增量手术同期软组织移植，通常应用于骨增量同时希望增厚软组织的情况。

（四）种植同期进行软组织移植

即刻种植软组织状态并非最佳状态，如：薄龈生物型、软组织质/量不佳、唇侧骨板薄，则应进行软组织移植，以保证术后软组织不发生明显退缩或塌陷。

当存在延期种植位点软组织状态并非最佳状态，如：唇侧软组织轮廓有少量塌陷，牙龈高度不足，龈乳头高度不足，则可同期进行软组织移植，通过增加软组织的量来达到美学效果。游离结缔组织移植可达到良好效果。若延期种植需要同时植骨，则可辅助关闭伤口，但因血供不佳，故不建议选用游离结缔组织移植。

（五）二期手术前进行软组织移植

如果单颗后牙二期手术前发现软组织缺损明显，预期二期手术后种植体周围附着龈宽度不足 2mm时，就应在二期手术之前单独进行软组织增量处理。此时，种植体、骨粉、胶原膜等影响血运的结构已经与机体结合，具有较好的血运，且没有基台等结构对血运的干扰，有利于大量软组织增量的成功（图 2-6-2）。

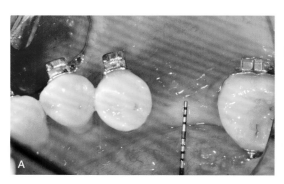
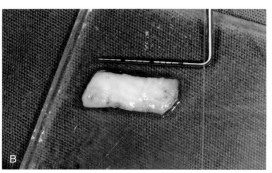

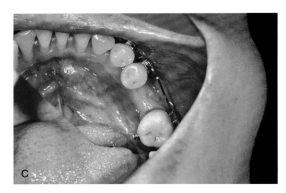

图 2-6-2   二期手术前软组织移植病例 1 例
A. 术前   B. 取上颌后牙区腭侧软组织   C. 软组织移植术后 1 个月复查

Elian 和 Saadoun 根据颊侧骨与颊侧龈缘的关系将临床情况分为四类（表 2-6-2），并以此分别决定种植术及软组织处理模式。

表 2-6-2   不同颊侧骨与龈缘关系的种植体植入时机和软组织处理

分类	颊侧骨厚度	种植术及软组织处理	即刻负重
Ⅰa：颊侧骨水平位于正确位置，即颊侧龈缘下方 3mm 处，厚龈型	完整且厚龈生物型	不翻瓣即刻种植	最佳
Ⅰb：颊侧骨水平位于正确位置，即颊侧龈缘下方 3mm 处，薄龈型	完整且薄龈生物型	即刻种植并行软组织移植（CTG）	好
Ⅱ：颊侧骨水平位于颊侧龈缘下方超过 3mm 处（骨裂开或骨吸收），颊侧龈缘位于正常水平，薄 / 厚龈型	植体可植入拔牙窝	即刻种植并行 GBR+CTG	不能接受
Ⅲ：颊侧骨水平位于颊侧龈缘下方超过 3mm 处，龈缘退缩	植体不能植入拔牙窝或偏离拔牙窝植入	延期种植	不能接受

（六）二期手术同期进行软组织移植

当单颗后牙缺失局部附着龈宽度>2mm 时，可以保障在舌侧存留足够的附着龈宽度，可考虑软组织移植同期行种植二期手术，减少患者诊疗次数及时间。二期手术同期进行软组织移植对医师来讲容易操作，对患者来讲容易接受。

（七）二期手术后进行软组织移植

在临床实践工作中，一般不会将软组织移植处理安排在二期手术之后，一方面是由于二期手术后的软组织移植疗效可预期性较差，另一方面是二期手术后的软组织移植容易被患者误解为种植手术的弥补措施。但若之前对于单颗后牙软组织未进行充分处理，则仍建议通过软组织移植来获得改善明显的软组织效果（图 2-6-3）。

（八）修复后进行软组织移植

修复后进行软组织移植通常是弥补之前治疗遗留的问题，患者常常不容易接受，应尽量避免（图 2-6-4）。

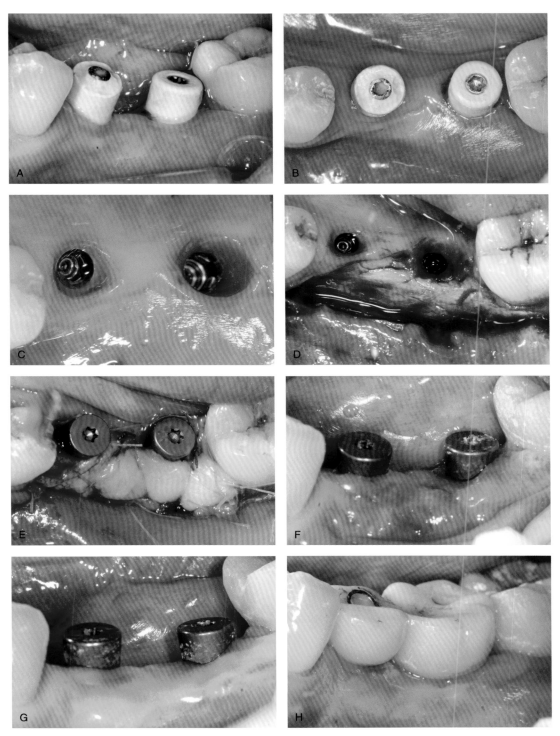

图 2-6-3 二期手术后进行软组织移植病例

A. 术前种植体颊侧角化牙龈不足（颊面观） B. 术前种植体颊侧角化牙龈不足（殆面观） C. 去除基台及基台保护帽 D. 受区制备半厚瓣 E. 固定游离龈移植物于受区，同时根向复位受区龈瓣 F. 术后 2 周拆线 G. 术后 6 周复查角化龈充足 H. 戴入最终修复体

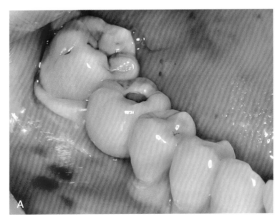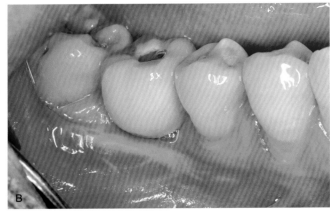

图 2-6-4　修复后进行软组织移植病例 1 例
A. 种植冠戴入后颊侧角化龈不足　B. 游离龈移植术后 50 天

二、软组织条件评估和软组织不足操作术式选择

单颗后牙缺失种植修复时,主要从附着龈宽度和厚度来评估软组织增量的必要性。表 2-6-3 列举了软组织情况和是否需要软组织移植的对应条件,以便临床参考。

表 2-6-3　软组织移植条件

软组织情况	无需软组织移植	需要软组织移植
种植体周角化黏膜宽度	大于 2mm	小于 2mm
种植体周软组织宽度	唇侧丰满、根面隆起	唇侧凹陷、根面凹陷
种植体周软组织厚度	大于 2mm	小于 2mm

(一)软组织条件评估

1. 角化黏膜　牙缺失后附着龈萎缩,种植体周围缺少附着龈会导致龈退缩和种植体周炎。一般认为,足够的附着龈有利于对抗咀嚼和口唇运动等牵拉作用产生的分离结合上皮的作用,抵抗机械损伤,从而降低种植体周炎和龈退缩的概率。通常,种植体周角化黏膜宽度为 2mm 时,是美学和生物力学达到合格的最低限度。

2. 软组织厚度 / 高度　软组织的质量,特别是厚度,是影响后牙牙龈稳定性的最重要因素。因此,厚龈型比薄龈型更能抵抗食物嵌塞带来的不良影响,以及预防种植体周围生物学并发症的发生。

Rompen 的研究表明,当种植体连接愈合 / 修复基台暴露于口腔环境后,种植体周围软硬组织会发生重建。厚龈型骨密质内部吸收伴有少量的外部骨吸收,不发生牙龈退缩,没有软组织变形;而薄龈型内部骨吸收伴有较大程度的外部骨吸收,易发生牙龈退缩、软组织变形。

牙龈的厚度和高度与颊侧骨板厚度有关。颊侧骨板越厚,骨吸收越少。牙龈越厚,龈退缩越小。Linkevicius 发现,在种植体植入后行使功能的 1 年内,初始牙槽嵴顶牙龈厚度是影响种植体周围边缘骨稳定性的重要因素。若牙龈厚度 ≤ 2mm,牙槽嵴顶骨吸收将达到 1.45mm。若牙龈厚度>2.5mm,牙槽嵴顶骨吸收为 0.26mm。

因此,在后牙种植手术前正确评估牙龈厚度,对于种植术后软硬组织稳定具有重要意义。若种植位点为薄龈型,建议避免将种植体平台植入骨平面位置。测量牙龈厚度是必需的。牙槽骨唇侧凹陷导致丰满度不足,或缺乏根面隆起,出现严重凹陷会影响种植体的植入。临床中发现的凹陷通常需要通过软组织增量进行处理。

（二）软组织不足操作术式选择

1. 角化黏膜不足 单颗后牙缺失后附着龈有逐渐萎缩的倾向,一般需通过滑行瓣,如侧向复位瓣和根向复位瓣,以及角化龈游离移植术来恢复角化龈的量。

（1）滑行瓣:当唇颊侧角化黏膜较窄时,通过重新分配舌腭侧角化黏膜,可以使得种植体愈合基台唇颊侧重建一定宽度的附着角化黏膜。上颌后牙区,尤其是多牙缺失的上颌后牙区是滑行瓣技术最常应用的部位。滑行瓣技术一般在二期手术连接愈合基台时应用。

（2）角化龈游离移植:游离龈移植可以获得更多的角化黏膜增量。游离龈移植是将自体健康的角化牙龈组织(通常选择上颌前磨牙至第一磨牙腭侧的角化牙龈)移植到患区,以增加牙槽嵴顶的附着龈宽度。建议角化龈游离移植选择在骨组织增量手术前、种植体植入术前和二期手术前进行。

2. 唇颊侧牙龈软组织厚度 / 高度不足 软组织的厚度和高度是成比例的,一般认为软组织的厚度:高度 =1 : 1.5,手术设计时应注意厚度和高度的协调性。

（1）腭侧转瓣术:分离凹陷处的黏骨膜,将腭侧黏膜与上皮分离后向唇颊侧转折进入凹陷处,以恢复丰满度。适用于上颌前牙区和上颌后牙区唇颊侧存在凹陷的位点,需要少量的软组织缺损增量处理者。

（2）上皮下结缔组织移植术:上皮下结缔组织移植术可以用于软组织在水平向和垂直向缺损的增量处理。由于腭部结缔组织有限,一般适用于较小范围和体量的缺损修复。

（3）腭部血管化骨膜结缔组织瓣:由于保留了腭大动脉主要分支的血液供应,腭部血管化骨膜结缔组织瓣获取的范围较大。

参考文献

［1］ 宿玉成. 口腔种植学. 2 版. 北京: 人民卫生出版社, 2014.

［2］ 宫萍. 口腔种植学. 北京: 人民卫生出版社, 2020.

［3］ 卢卡·科达罗, 亨德里克·特海. 国际口腔种植学会 (ITI) 口腔种植临床指南——口腔种植的牙槽嵴骨增量程序: 分阶段方案. 宿玉成, 译. 沈阳: 辽宁科学技术出版社, 2016.

［4］ 林野. 口腔种植学. 北京: 北京大学医学出版社, 2014.

［5］ 山道信之, 系濑正通. 上颌窦底提升术——依据锥形束牙科 CT 影像诊断的高成功率植牙手术. 张怡泓, 译. 北京: 人民军医出版社, 2012.

［6］ S. CHEN, D. BUSER. ITI treatment guide implant placement in post extraction sites treatment options. Berlin: Quintessence Publishing, 2008.

［7］ VERVAEKE S, MATTHYS C, NASSAR R, et al. Adapting the vertical position of implants with a conical connection in relation to soft tissue thickness prevents early implant surface exposure: a 2-year prospective intra-subject comparison. J Clin Periodontol, 2018, 45 (5): 605-612.

［8］ LINKEVICIUS T, PUISYS A, LINKEVICIUS R, et al. The influence of submerged healing abutment or subcrestal implant placement on soft tissue thickness and crestal bone stability. A 2-year randomized clinical trial. Clin Implant Dent Relat Res, 2020, 22 (4): 497-506.

［9］ GALLUCCI G O, HAMILTON A, ZHOU W, et al. Implant placement and loading protocols in partially edentulous patients: a systematic review. Clin Oral Implants Res, 2018; 29 (16): 106-134.

［10］ ABBOUD M, KOECK B, STARK H, et al. Immediate loading of single-tooth implants in the posterior region. The International Journal of Oral & Maxillofacial Implants, 2005, 20 (1): 61-68.

［11］ APPLETON R S, NUMMIKOSKI P V, PIGNO M A, et al. A radiographic assessment of progressive loading on bone around single osseointegrated implants in the posterior maxilla. Clinical Oral Implants Research, 2005, 16 (2): 161-167.

第三章

单颗后牙种植一期手术

3

种植一期手术对种植修复的成功起到关键作用。对于单颗后牙的常规种植来说，需要关注的内容包括根据缺牙区软组织的宽度设计合适的切口，根据软组织的厚度确定植入的深度，以及根据咬合情况进行种植体窝洞预备的轴向确定等。本章旨在介绍一期手术的过程并给予相应的建议。

第一节 种植术前准备

单颗后牙种植手术的术前准备涵盖了口腔种植治疗术前准备的全流程。因此,掌握规范的单颗后牙种植术前准备,不仅可以为接下来的种植治疗顺利开展提供保障,还可以为今后开展复杂的多牙或前牙缺失的种植手术提供重要参考。种植术前准备包括手术前的准备和手术日的准备两个环节,主要内容有患者的准备、医师的准备、物品的准备以及术前操作。种植医师应熟知术前准备内容并逐一核查,这不仅有助于在手术中有条不紊、准确熟练地完成种植手术,而且有助于提高种植的成功率,在减少种植并发症的同时提高患者的满意度。

一、手术前准备

手术前需要与患者充分沟通治疗方案,获得患者的知情同意,并根据术前评估的全身及局部状况,有针对性地进行必要的术前准备。

1. 沟通治疗方案   患者对手术会有恐惧心理,种植手术也不例外,难免会对种植手术产生焦虑、紧张的情绪。在签署手术知情同意书之前,需要让患者充分了解种植手术的过程、预期疗效、流程、费用、可能发生的并发症及防治措施,以增强患者对医师的信任,安抚患者情绪,避免产生术前焦虑。

2. 签署知情同意书   知情同意书是患者表示自愿进行医疗治疗的文件证明。知情同意书需符合完全告知的原则,在患者决定行种植手术治疗前,医师需要与患者针对上述治疗方案进行充分沟通。在患者决定种植治疗并征得患者知情同意后,与其签署知情同意书。

3. 术前体检   在前述就诊过程中已收集了患者的相关病史,并进行了种植适应证的评估,根据《口腔种植技术管理规范》,具有种植治疗适应证并同意接受种植治疗的患者,在首次手术治疗前应当依照常规进行必要的血液检查及传染病筛查。种植手术前建议的体检内容包括血压、血常规、凝血功能检测和感染标志物检测(包括乙型肝炎病毒相关检测、丙型肝炎病毒抗体检测、梅毒螺旋体抗体检测以及人类免疫缺陷病毒相关检测),如有糖尿病、肝脏及肾脏相关病史则建议完善血糖、肝功能及肾功能的相关检查。

4. 全身健康维护   应告知患者在种植术前维护好全身健康状况,以提供良好稳定的机体条件,包括但不限于在种植术前应避免感冒、控制吸烟和饮酒。对于有高血压、糖尿病病史的患者,建议其在内科医师的指导下排除手术风险,遵医嘱控制好血压、血糖。若患者有长期服用药物史,如抗凝药物、甲状腺相关治疗药物等,需综合评估种植治疗的创伤及停药的利弊。对于正处生理期及怀孕期的女性患者,则建议暂缓进行种植手术。

5. 口腔卫生   在种植手术前,建议为口腔卫生状况不佳的患者(图 3-1-1)进行牙周洁治术,为口腔种植手术提供良好的条件。若是牙周炎尚未控制的患者,需行系统的牙周治疗后方可进行种植手术。另外,对患者进行口腔卫生宣教,指导患者养成良好的口腔卫生习惯,如正确地使用牙刷和牙线,有助于维持种植体周围软硬组织的健康,以延长种植修复体的寿命。

二、手术日准备

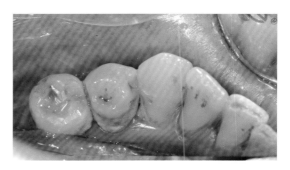

图 3-1-1 患者口腔卫生欠佳

患者在手术前做好基本的准备后,医师和护士在手术日亦需要做好充足的准备工作,包括信息核对、患者准备、物品准备和术前操作。此外,使用手术安全核查表有助于标准化口腔种植手术的各方面程序,提高手术的安全性和治疗质量。

(一)信息核对

1. 患者信息核对 需要核对患者的姓名、年龄、拟行种植位点和种植手术方案等基本信息。另外,需要确保在充分沟通的基础上已签署知情同意书。

2. 影像资料核对 根据患者的影像学检查结果(如根尖片、全景片、锥形束 CT)核对拟种植位点的局部解剖结构、骨质、骨量等情况,检查其是否与手术设计方案匹配。

(二)患者准备

1. 心理评估 在种植手术前,应安抚患者使其放轻松。根据手术设计方案向患者简单介绍种植手术流程,让患者充分了解将要接受的种植手术的大致流程,进行充分的医患沟通以利于手术的顺利进行。对于极个别精神紧张、轻度焦虑的患者可给予镇静,在排除用药禁忌后,可于术前 30 分钟口服地西泮 10mg。

2. 身体状况复核 尽管根据患者的病史及术前体检结果已基本了解了患者的全身状况,但是有些体征如血压等指标容易波动,建议在手术前检测血压和心率。正常血压的收缩压应小于 120mmHg,舒张压应小于 80mmHg,心率应在 60~100 次/分钟的范围内。对于收缩压 140~159mmHg 和/或舒张压 90~99mmHg 的高血压患者,可进行不涉及复杂骨增量的种植手术。由于精神紧张而引起血压升高的患者可在术前 30 分钟使用镇静药物,以利于血压控制。对于 2 级高血压(中度)及 3 级高血压(重度)患者,若术前血压测量结果不佳,建议先在内科医师的指导下稳定血压后择期手术。

3. 药物过敏史 再次询问确认患者是否有局麻药物及其他药物的过敏史,在应用局部麻醉药及术前术后药物时应进行考量。

4. 术前进食 在种植手术前,患者应适当进食,防止低血糖、晕厥等并发症的发生。

5. 术前用药 目前对于口腔种植术前预防性应用抗生素仍存在争议。有临床研究及系统回顾表明,对于健康患者不需要预防性应用抗生素以防止种植失败,但亦有研究认为术前抗生素有助于预防种植术后感染,利于降低种植牙的早期失败率,提高长期成功率。有证据表明,在植入手术前 1 小时使用单次剂量 2g 阿莫西林;或在术前 1 小时使用 1g 阿莫西林,术后 500mg/次,每日 4 次,持续 2 日,可显著降低种植体早期失败的发生率。

对于有高感染风险的手术,除了在围手术期注重无菌操作,建议术前使用抗生素以预防手术感染的发生。对于单颗后牙种植手术的高感染风险主要包括以下情况:①近期术区曾发生感染;②即刻种植手术,一项系统回顾表明,术前应用抗生素降低了即刻种植的早期失败率,建议术前 1 小时给予 2~3g 阿莫西林,术后500mg/8h,持续5~7天;③骨增量术;④特殊种植外科技术,如上颌窦底提升术;⑤高血糖或低免疫力患者;⑥吸烟患者。

6. 术区准备　对于男性患者,建议手术前剃须。对于女性患者,建议手术当天避免化妆,以利于口腔周围皮肤的彻底消毒,减少感染的发生。

（三）物品准备

种植需要准备的材料、器械工具种类多而繁杂,应根据手术安全核查表做到面面俱到而不遗漏。

1. 消毒及局部麻醉的物品准备　口镜、镊子、探针、棉球、麻药、注射器、消毒液(图3-1-2)。

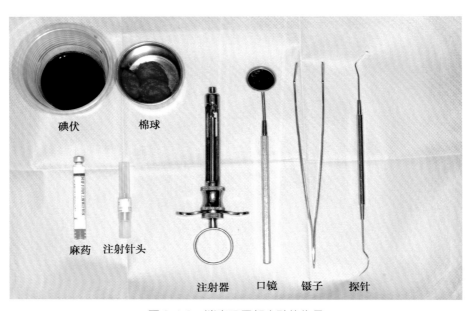

图3-1-2　消毒及局部麻醉的物品

2. 种植手术的物品准备　单颗后牙种植手术常规的物品包括:种植体、愈合基台、覆盖螺丝、生理盐水(图3-1-3)。

3. 种植手术的器械工具准备　单颗后牙种植手术常规种植器械及工具包括:手术刀柄、刀片、口镜、牙龈分离器、翻瓣器、牙周刮治器、小挖匙、大挖匙、血管钳、有齿镊、持针器、吸唾管、卵圆钳、眼科剪、缝线、种植机、种植工具盒(图3-1-4)。另外,还有其他特殊的器械工具如超声骨刀等。

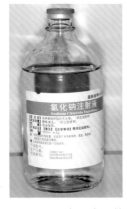

图3-1-3　手术用生理盐水

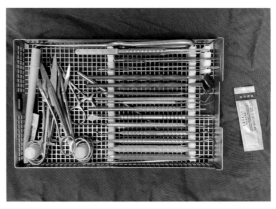

图3-1-4　种植手术的器械工具

4. 种植外科导板　对于采用种植外科导板引导下种植的患者,需要提前准备种植外科导板及种植导板工具盒。种植外科导板需要在模型上和口内试戴、调改、消毒后才能使用。导板试戴时,首先在模型上检查导板能否完全就位,可以通过检查导板是否稳固,有无晃动,通过窗口检查与支持牙的贴合程度等指标判断。如果在模型上无法完全就位,则需要找到原因并进行相应的调改。在模型上可以完全就位的基础上,进一步在患者口内试戴,检查指标基本与前述一致,若在口内无法完全就位,则同样需要找到原因并调改。若出现导板多次调改仍不能就位的情况,应考虑重新制作导板。导板在模型和口内试戴都能够完全就位后,需将导板消毒备用(图3-1-5)。

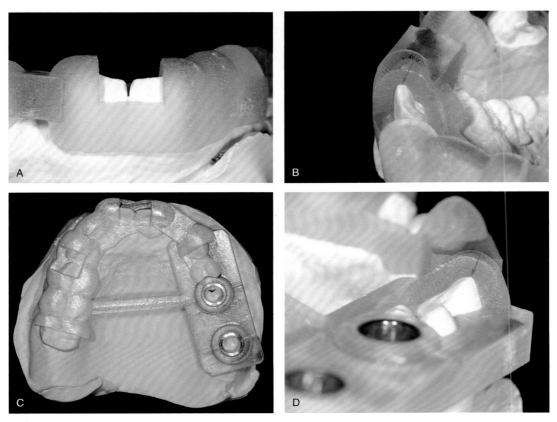

图 3-1-5　导板在模型上的就位情况检查,箭头示通过窗口检查与支持牙的贴合程度
A. 导板就位可见导板和组织贴合　B. 导板就位与邻牙贴合　C. 导板就位后𬌗面观,通过开窗观察
导板贴合情况　D. 导板就位后与其他牙贴合

(四) 术前操作

1. 口内检查　良好的口腔卫生情况是种植手术成功的重要因素之一,在术前应检查患者的口腔卫生情况。另外,目标种植位点的邻牙的健康状况也不容忽视,需检查邻牙是否有不良修复体、深牙周袋等,在术前应根据实际情况进行对应处理。

2. 局部麻醉　单颗后牙种植一般采用口内局部浸润麻醉方法(图3-1-6)。对于下颌后牙种植手术,用4% 阿替卡因(含肾上腺素 1 : 100 000)局部浸润麻醉已有足够的麻

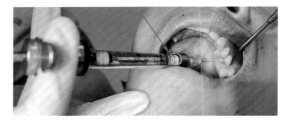

图 3-1-6　局部麻醉,箭头示回抽无血

醉效果,故无需进行下牙槽神经阻滞麻醉。

注射位点根据手术及切口设计范围,确保注射器在回抽无血的情况下,将药物缓慢注射于唇颊侧、舌腭侧和牙槽嵴骨膜下方。常用局麻药中 4% 阿替卡因最大用量不超过 7mg/kg(以 60kg 成年人为例,注射 1.7mL 剂型阿替卡因应不超过 6 支);2% 利多卡因最大用量不超过 4.5mg/kg(以 60kg 成年人为例,注射 5mL 剂型利多卡因应不超过 2.5 支)。对于高血压患者,应用不含肾上腺素的局麻药。为了减轻患者的疼痛感,可先在嵴顶处行表面麻醉和浅层麻醉后,再向深层麻醉。

需要注意的是,在注射完麻药后,应随时观察患者的状态,如发生麻药相关并发症,应及时处理。

3. 术区消毒铺巾 术区消毒包括口腔内和口腔周围皮肤消毒。采用 0.1% 氯己定漱口液含漱进行口腔内消毒,含漱液应遍布口腔前庭、固有口腔和口咽部等处。对氯己定类药物过敏患者应换用其他含漱液或用消毒药品,如 0.5% 碘伏直接消毒。消毒口腔周围皮肤范围上至眶下,下至上颈部,两侧至耳前(图 3-1-7A),消毒 3 遍。消毒完成后,应嘱患者不可再触碰术区。医师洗手更换手术衣后,戴上无菌手套,铺上仅暴露口腔及周围部分皮肤的无菌孔巾(图 3-1-7B)以及全身大巾,还需对污染区进行铺巾隔离。

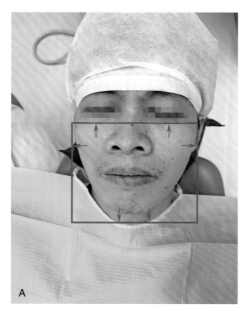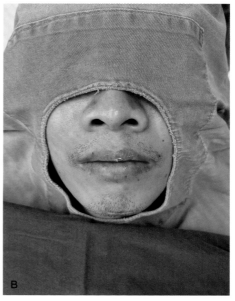

图 3-1-7 口腔周围皮肤消毒范围及铺巾完成
A. 种植手术口周消毒范围 B. 口周消毒完成后盖无菌有孔巾

4. 其他准备 在助手帮助下连接好种植机线路及冷却生理盐水的管道(图 3-1-8),打开照明灯调节好光源,整齐、规范、有序地摆放种植手术器械及工具。另外,无菌意识应贯穿整个准备过程,以减少感染的发生率。

手术安全核查表作为手术日准备的基本核查清单,详细列举了手术日准备的四大方面、具体准备内容及注意事项,方便手术当日进行清单核对(表 3-1-1)。

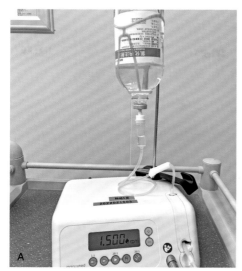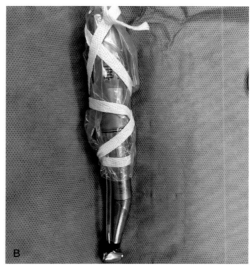

图 3-1-8 种植机线路及冷却生理盐水管道连接完成
A.种植手机连好生理盐水 B.种植手机连接好并套好无菌套

表 3-1-1 手术安全核查表

手术日准备	准备内容	具体事项
信息核对	基本信息核对	姓名、年龄、拟行种植手术位点以及种植手术方案
		体检报告
		手术知情同意书的签署
	影像信息核对	局部解剖结构、骨质、骨量等情况以及是否与手术设计方案一致
患者准备	心理评估	对紧张、焦虑患者可采用镇静
	身体状况评估	正常血压的收缩压应小于 120mmHg,舒张压应小于 80mmHg;血压正常高值的收缩压应在 120~139mmHg 和 / 或舒张压在 80~89mmHg;1 级高血压(轻度):收缩压 140~159mmHg 和 / 或舒张压 90~99mmHg 心率应在 60~100 次 / 分钟的范围
	药物过敏史	麻醉药物及其他药物过敏史
	术前进食	术前避免空腹
	术前用药	术前使用抗生素
	术区准备	男士剃须,女士避免化妆
物品准备	消毒及局部麻醉物品	口镜、镊子、探针、棉球、麻药、注射器、消毒液
	种植手术物品	常规物品包括:种植体、愈合基台、覆盖螺丝、生理盐水
	种植手术器械工具	常规种植器械及工具包括:手术刀柄、刀片、口镜、牙龈分离器、翻瓣器、牙周刮治器、小挖匙、大挖匙、血管钳、有齿镊、持针器、吸唾管、卵圆钳、眼科剪、缝线、种植机、种植工具盒;其他特殊的器械工具如超声骨刀等
	种植外科导板及试戴	种植外科导板及种植导板的工具盒、模型和口内试戴及调磨

续表

手术日准备	准备内容	具体事项
术前操作	口内检查	口腔卫生情况、邻牙情况
	局部麻醉	局部浸润麻醉
	术区消毒铺巾	口腔内和口腔周围皮肤消毒,铺巾
	其他准备	连接线路管道,调节照明灯,整齐摆放器械工具

第二节 一 期 手 术

种植一期手术是指将种植体植入牙槽骨内,连接封闭螺丝或愈合基台,关闭软组织创口的手术过程。规范的一期手术操作是种植修复的成功保障。

按照是否进行翻瓣,种植一期手术可划分为翻瓣种植手术与不翻瓣种植手术两种类型。翻瓣种植的过程是在种植位点做切口,翻开全厚龈瓣,暴露牙槽骨后逐级制备种植窝洞,将种植体植入至正确的三维位置,安装上部结构,严密缝合。翻瓣种植的优点在于暴露了骨嵴,使术者可以直观地判断种植体植入的位置与骨床的关系,在骨量不足的位点可以进一步进行植骨手术。种植翻瓣手术适用于大多数病例,尤其当难以判断种植体周围软硬组织情况,或存在慢性炎症组织需要清除,抑或需行软硬组织增量术时,应行翻瓣后种植。不翻瓣种植手术指种植时不翻开软组织瓣,或使用环切钻只去除种植窝冠方牙槽嵴顶的部分软组织,暴露骨面,随后使用球钻定点并穿透骨密质,在充分生理盐水冷却下进行种植体窝洞的逐级预备,最终植入种植体的植入程序。不翻瓣技术的优势在于有效维持软组织结构、减少术中出血、减少缝合以及减低术后不适感,更易被患者所接受。但在此过程中需要注意,勿将牙龈上皮和结缔组织推入种植窝内,在预备后使用探针检测窝洞四壁骨嵴位置及完整性,否则软组织可能会影响种植体周围的骨结合。

另外,在临床上可以通过使用数字化种植导板、导航、种植机器人等辅助种植,从而在实现不翻瓣的情况下精准控制种植体位置、方向、长度等。在临床使用前,导板需要进行消毒灭菌后方可使用,如化学消毒剂浸泡法(75% 酒精或 1% 碘伏浸泡消毒 30 分钟)、环氧乙烷气体灭菌法、过氧化氢等离子体灭菌法。进行种植窝洞预备前,应仔细检查导板于口内是否就位良好,稳定无翘动,检查边缘是否完全贴合于软硬组织上。随后,将导向套管置入导板上的金属套环中,在术中通过与导板配套使用的引导系统引导一系列扩孔钻,直至种植体植入完成。

然而,不翻瓣种植时,术者无法直观判断种植位点软硬组织的情况以及钻针、种植体等与骨床的相对位置关系,容易造成角度偏差。因此,不翻瓣手术对患者骨量和术者的技术要求较高。对于缺乏丰富临床经验的术者,为了清楚显示牙槽骨嵴形态及邻近解剖结构,以及精确把控种植体植入的三维位置及轴向,建议采用翻瓣种植手术。本节主要讨论翻瓣手术的步骤和方法。

一、切开

单颗后牙常选用12号或15号刀片行种植一期手术切口。使用12号刀片的优势是：一方面，行嵴顶水平切口时不易受邻牙阻挡；另一方面，行邻牙沟内切口较为便利。在临床工作中应根据种植手术的方式与患者牙槽嵴解剖条件来设计不同的切口。根据切口位置，将切口分为牙槽嵴顶切口、偏离牙槽嵴顶切口、纵向切口、反折切口和减张切口。可根据情况联合使用，以便于术中操作与创面闭合，保证组织瓣有充足的血运循环，利于组织愈合。注意牙槽嵴顶切口的颊舌向位置应考虑角化龈宽度。手术刀与黏膜表面垂直放置，尽量一次切开，深度抵达骨面。

（一）切口设计的原则

1. 根据手术需要设计切口范围。

2. 切口应充分暴露手术视野，能完全展示牙槽嵴的邻近结构。

3. 保证组织瓣有充足血供，避免影响组织愈合。

4. 不能损伤邻近重要解剖结构。

5. 保护形态正常健康的龈乳头。

6. 形成良好的龈缘形态。

7. 尽量减少或隐蔽瘢痕。

（二）切口的角度设计

1. 垂直形切口是指刀刃与骨面成近似90°。其常用于穿龈的非埋入式种植手术。

2. 斜面形切口是指刀刃与骨面成近似45°。切口的适当倾斜，可增加创缘面积和表面贴合面积，增强早期愈合中创口的稳定性。由于瓣的收缩减少，出现凹痕和瘢痕的情况也会较少，从而提高了切口处的美观效果。其常用于埋入式种植手术。

（三）切口类型

1. 牙槽嵴顶切口（又称水平切口） 牙槽嵴顶切口是最常用的手术切口，常与龈沟内切口联用（图3-2-1）。龈沟内切口长度可以灵活选择，目的是充分暴露颊舌侧骨边缘。牙槽嵴顶切口一定要扩展到龈沟内，与龈沟内切口连续。该类切口的优点是较少引起术后肿胀、水肿和不适，易缝合，愈合快。其缺点为切口贯穿龈乳头，破坏了龈乳头的正常形态。

2. 腭侧切口（偏离牙槽嵴顶切口） 腭侧切口是位于腭侧黏膜的水平切口，适用于单颗后牙区非角化龈附着偏嵴顶位置的情况，且适用于颊侧拟进行骨增量的种植区

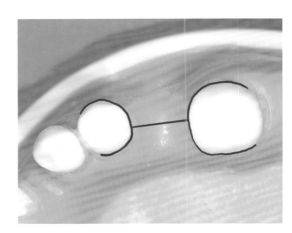

图3-2-1　后牙牙槽嵴顶切口示意图

（图3-2-2）。其优点为可避开龈乳头，避免术后造成龈乳头高度降低，并可增加唇侧软组织瓣的量，但是由于腭侧瓣较致密，进行减张缝合时较为困难。

3. 梯形切口   梯形切口由偏离牙槽嵴顶切口与避开龈乳头的纵向切口所组成,适用于缺牙区近远中宽度>6mm 的种植区(图 3-2-3)。其优点在于有效地保存了邻牙的龈乳头以及天然牙颈部的结缔组织。缺点在于创口大,术后反应重。

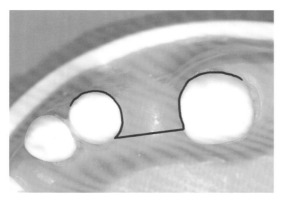

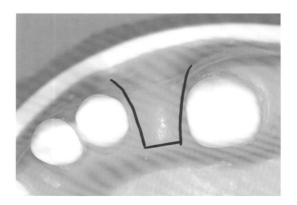

图 3-2-2   后牙腭侧切口示意图   图 3-2-3   后牙梯形切口示意图

4. 纵向切口(又称垂直切口)   纵向切口的设计利于充分暴露植入区,或便于黏膜瓣转移与骨增量技术的实施(图 3-2-4)。切口位于术区邻牙的远中轴面角,充分延伸至超过膜龈联合处,以增加软组织瓣的动度,利于切口关闭。

5. 反折切口   反折切口是在纵向切口前庭沟底处,做一斜向内的附加切口(图 3-2-5),是适用于骨增量技术的切口设计。其优点为较纵行切口可进一步增加切口线的长度,以增加瓣的拉伸范围,且不会影响瓣边缘的血液循环。

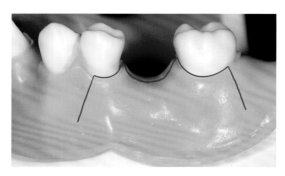

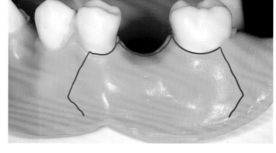

图 3-2-4   后牙纵向切口示意图   图 3-2-5   后牙反折切口示意图

6. 减张切口   减张切口是为了减小纵向切口牙龈瓣张力而做的附加切口,常与骨增量技术联合应用(图 3-2-6)。通过切断黏膜瓣蒂部弹性较小的骨膜,形成复合瓣来增加黏膜瓣的游离度。其优点为可在无张力的情况下关闭软组织瓣。

7. 环形切口   环形切口主要用于不翻瓣种植体植入术,需要借助特殊的软组织环切刀(图 3-2-7)。其优点为有效地保护了形态正常健康的龈乳头,减少了

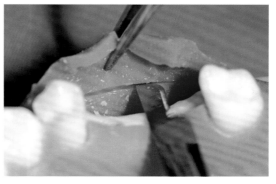

图 3-2-6   后牙减张切口示意图

创伤。使用该切口时需确保在牙龈环切后,种植修复体周围仍保留充足的角化龈组织。

8. **T形切口**　对于游离端的缺损,可考虑行游离端的T形切口,以减少张力(图3-2-8)。

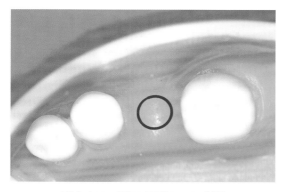

图3-2-7　后牙环形切口示意图

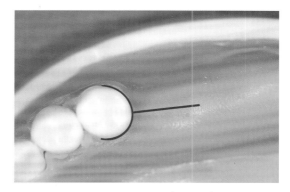

图3-2-8　后牙T形切口示意图

二、翻瓣

切开黏膜后,使用骨膜剥离器,沿切口边缘抵着骨面利用旋转深入的方式翻开全厚瓣,充分暴露牙槽骨骨面。使用牙龈分离器在切口内抵着骨面来回滑动,确保牙槽嵴顶及与邻牙相邻的组织瓣被完全分离。翻瓣多使用钝性分离法,但当翻瓣区存在肉芽组织时,可能需要锐性分离肉芽组织,去除阻力后继续翻瓣。

在单颗后牙翻瓣术中常用的手术器械为骨膜剥离器和牙龈翻瓣器(图3-2-9)。骨膜剥离器主要适用于缺牙区的骨膜剥离。使用器械时应注意用力适宜,要有支点,且每次移动的幅度不宜过大,按照骨面的形态调整器械的角度。尤其要注意刃端的方向(图3-2-10A)。在牙槽嵴顶时,器械的刃端可向外,有利于骨膜的剥离(图3-2-10B)。在牙槽嵴侧面时,骨膜剥离器工作刃的平面朝向骨面,半圆面朝向黏膜(图3-2-10C),可减少器械对牙龈黏膜的损伤。

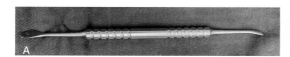　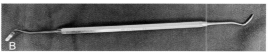

图3-2-9　翻瓣器械
A. 骨膜剥离器　B. 牙龈翻瓣器

三、平整牙槽嵴

充分暴露术区后,使用刮匙搔刮去除骨面附着的软组织。如骨面上有明显的骨突、骨嵴,可使用大球钻仔细降低并磨平狭窄锥形的牙槽嵴,以提供平坦且足够宽的骨面。在部分情况下,骨组织的磨除有利于创建正常的修复体轮廓。但应注意的是,对于单颗牙缺失骨组织的磨除,不能靠近邻牙的牙槽嵴,避免磨除过量骨组织,人为造成邻牙临床牙冠延长。

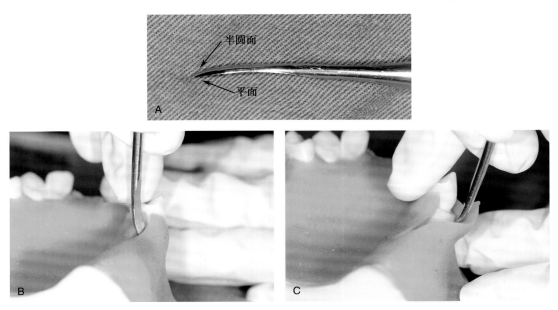

图 3-2-10　后牙翻瓣方法
A. 骨膜剥离器工作刃端　B. 牙槽嵴顶翻瓣　C. 牙槽嵴侧面翻瓣

四、定位

单颗后牙种植时,使用球钻进行定位,依次使用小、中、大球钻。对于后牙种植,尽量以修复为导向进行种植窝洞预备的定位,保证受力的方向可以顺着种植体均匀传导至牙槽骨,避免过长的近远中或颊舌侧悬臂。每次使用球钻后,用口镜观察定位点的位置。由于视野容易受体位、患者张口度等影响,术者往往从颊侧偏近中位置观察,因视野受到邻牙阻挡而影响判断,从而导致定位不准确,容易将种植位点定位于偏远中位置。因此,观察三维位置时,术者应尽量从多方位(尤其是种植位点的颊侧和咬合面)进行判断:钻针应在近远中邻牙中央窝连线的中点,并平分近远中间隙;轴向与邻牙的牙根轴向平行,对于邻牙牙根倾斜的,要特别注意牙根的方向,必要时颊侧翻瓣至牙根根尖,或使用种植导板;方向指向对颌牙功能尖的斜面(图 3-2-11)。确认好三维位置后,使用球钻或尖钻定位,向下突破骨密质,确定轴向。

五、预备种植窝洞

逐级备洞时按先锋钻直径大小顺序依次更换钻针逐级预备种植窝洞,遵循级差备洞原则。不同厂家的种植手术工具盒指引略有区别。术者需清楚了解先锋钻的实际直径及所使用的转速。使用直径最小的先锋钻时,可以预备约 6mm 后插入同直径测量杆,检查种植体轴向是否正确。然后,根据钻针刻度指示将每个长度的钻针预备达到设计的种植深度。值得注意的是,种植钻针刻度的标记深度往往没有将其尖部计算在内,术者需熟悉所使用种植系统钻针的实际长度。

先锋钻尖端区域(1mm)侧向切削能力较弱,为了使最终种植体能够完全植入至预定深度,一般备洞深度可比预计深度深 1mm 左右。备洞过程中,应注意要有支点,通过移动前臂达到直上直下的提拉动作,避免以腕关节为轴心做弧形的提拉运动,并时刻关注钻针是否在理想的三维位置。每一级钻预备后更换

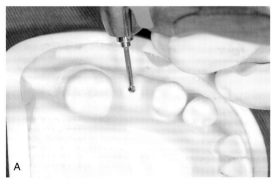
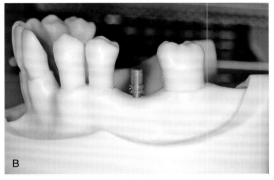
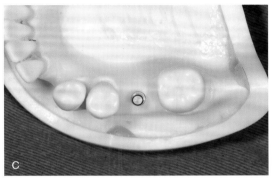

图 3-2-11　后牙钻针三维位置
A. 定位钻应在近远中邻牙中央窝连线的中点　B. 指示杆示平分近远中间隙
C. 指示杆示窝洞开口位置位于下颌磨牙的功能尖或中央窝

钻针时,可利用测量杆复查定位深度及方向,必要时可校正种植窝洞的位置和轴向。窝洞预备后用探针检测窝洞四壁骨嵴位置及完整性。在钻孔过程中,过度产热会引起骨灼伤,影响种植体与骨的结合,造成早期骨结合失败,导致种植失败。因此,制备种植窝钻孔时,持续注入冷却的生理盐水冲洗液可使钻头降温,并及时带走钻头产生的热量,从而保护骨组织。有文献报道,骨组织在 47℃时持续 1 分钟可使骨细胞坏死,60℃时持续 1 分钟可造成骨细胞不可逆的坏死。因此,术中应严格控制产热和散热,对保护骨组织活力十分重要。在冲洗前应告知患者,避免突然的冷刺激导致患者情绪紧张。对于咽腭反应大的患者,可考虑不冲洗下进行慢速(<50r/min)窝洞预备,术者需注意控制产热。

值得注意的是,在备洞过程中,钻针的三维位置易受过硬的骨质或者骨岛所产生的较大阻力的影响。例如,在骨密度较高的位置进行慢速窝洞预备时,阻力较大,容易导致窝洞预备后窝洞直径增加或轴向发生偏移。此时,若使用快速窝洞预备时也要避免钻针产热过大,导致骨坏死的发生。使用慢速预备时,还要考虑可能由于方向不容易控制导致窝洞上部的颊侧骨质裂开的问题。

六、特殊预备步骤

1. 攻丝　螺纹成形(攻丝)发生在扩孔钻预备后,当骨密度较高时(Ⅰ类和Ⅱ类骨密度),需要用螺纹成形钻(攻丝)形成洞内壁的螺纹,降低种植体旋入扭矩,避免种植窝洞热损伤及骨挤压伤。是否需要攻丝取决于骨质条件,因为攻丝实际上预备的是坚硬的骨密质,而骨松质密度较低,一般不需要进行螺纹成形。骨密度高却未进行攻丝的种植窝,种植体可能在完全就位前就被卡住。螺纹成形钻进入种植窝的深度由医师根据骨质的密度和种植体类型决定，Ⅰ类骨密度往往需要接近全长攻丝。当骨密度较高时，最好选择手用螺纹成形钻，配合棘轮扳手可以克服很大的扭矩，同时配合进行冷却生理盐水冲洗。Ⅱ类骨密度的攻丝深度常选择突破骨密质区达种植窝的1/3到1/2。对于局部骨质密度较低（Ⅲ、Ⅳ类骨），且使用某些自带攻丝螺纹的种植体，可省略攻丝这一步骤。

2. 颈部成形　颈部成形一般取决于种植体颈部的宽度及骨质。为了确保最终骨水平种植体的颈部平齐骨平面或位于骨平面以下，在植入骨水平种植体前，将颈部成形钻插入钻孔中，并在不加压力的情况下顺时针旋转开始制备。对于骨松质骨质较软但骨密质致密的骨质情况，建议使用颈部成形钻预备骨密质。

正确地应用颈部成形钻扩开颈部骨质可以保证种植体的植入位置，避免植入扭矩过高，应力集中于种植体颈部周围骨密质而导致骨吸收。对于软组织水平种植体，需要进行颈部成形以便种植体顺利植入。对于骨宽度不足的位点，颈部成形可能会导致种植预备窝洞周围骨高度下降。因此，颈部成形精细预备后应再次检查种植窝洞的位置，以保证种植体的植入深度达到设计深度。

七、植入种植体

备洞完成后，检查窝洞周围骨质是否还存在软组织附着，并清除可能存在的软组织，使用生理盐水冲洗窝洞，保持窝洞干净无污染。术者可使用探针或种植工具盒中匹配的工具探查种植窝洞的完整情况。打开种植体安瓿，将连接器卡入种植体或其携带器中，轻轻分离取出种植体。移动过程中应保持种植体向上，以防松动脱落。此步骤是种植一期手术中最后一次调整种植体三维位置以及轴向的机会。

（一）植入种植体

植入种植体时，可以使用手机植入（图 3-2-12A）或通过棘轮扳手进行手动植入（图 3-2-12B）。手机植入时应手扶手机保证种植体按照预定三维位置植入。由于使用种植手机植入时携带器有一定的高度，对患者的开口度要求高。开口度不足时，可以使用棘轮扳手进行手动植入。

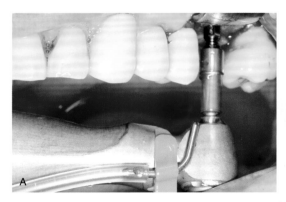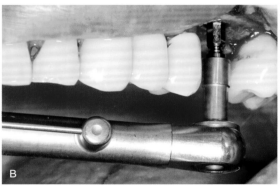

图 3-2-12　种植体植入流程图
A. 机械植入　B. 手动植入

需要注意的是，种植体植入是把握控制种植体三维位置的最后机会，特别是对于Ⅲ、Ⅳ类骨质来说，可通过调整种植的角度，对种植位置，特别是轴向进行一定程度的微调。

（二）扭矩和初期稳定性的获得

初期稳定性是指种植体植入骨内后与原有骨组织之间的摩擦与机械锁结作用。良好的初期稳定性可避免种植体产生过度的微动,导致种植体周围的愈合方式变为纤维组织形成。有研究表明,小于100μm的微动为无害微动,而大于100μm动度的种植体周围纤维长入的可能性较大。

目前,种植体植入扭矩和种植体稳定系数(implant stability quotient,ISQ)是评价种植体初期稳定性的两个指标。其中,种植体植入扭矩代表种植体植入时骨的阻力,是种植体初期稳定性评价的重要指标。种植体植入扭矩与骨质密度有关。骨松质中种植体植入扭矩很难达到30N·cm以上,但采用级差备洞、骨挤压等方法可增大植入扭矩,从而获得初期稳定性。骨密质中植入扭矩过高,可采用攻丝减小植入扭矩。目前已经有许多研究对植入扭矩进行了研究,尽管不同厂家推荐不一,但由于单颗后牙区往往不进行即刻负重,故种植体植入扭矩不宜过大(15N·cm<植入扭矩<45N·cm)为宜。过高的扭矩可能对种植体周围骨组织产生过度挤压,造成种植体周围骨组织应力集中或微骨折,阻碍血管微循环,从而导致骨细胞缺血坏死,影响骨改建。

种植体植入扭矩小于15N·cm为低植入扭矩,通常出现在上颌后牙缺牙区骨质较疏松的Ⅲ类或Ⅳ类骨,也可见于过度备洞的情况。但低植入扭矩的种植体经过无负重的愈合期后,也可形成骨结合。

（三）穿龈式愈合与埋入式愈合的考量

传统的种植学理论要求,种植体植入牙槽骨需要3~6个月的骨结合愈合期,然后才能行种植体二期手术接入愈合基台。提倡传统的封闭愈合期,主要目的是防止种植体在骨愈合期承受负荷而产生微动,对骨结合的形成造成不良影响,防止感染发生。

然而,Brunski等指出,在骨愈合期,如果种植体的微动不超过100μm,骨整合界面仍可形成。Schroeder等提出了穿龈式种植治疗的理念,即一次完成种植体植入手术以及基台连接,简化了外科操作,缩短了治疗时间。临床随机对照试验发现,埋入式愈合和非埋入式愈合1年负重后边缘骨吸收无显著性变化。研究表明,种植体愈合方式对种植体周骨组织水平无明显影响,种植体周骨组织水平在种植体完成骨结合后均可处于稳定状态。另外,有研究表明,非埋入式和埋入式种植体周组织健康指数无显著差异,提示种植体愈合方式对种植体周软组织袖口的功能性封闭和健康无显著影响。因此,骨质条件欠佳、同期行骨增量手术或术者评估穿龈愈合易受外力影响时,应使用埋入式种植。非埋入式种植大多应用于骨质条件好、种植体初期稳定性能达到15N·cm的情况。

埋入式或非埋入式种植体的选择不仅仅局限于对骨质、种植体初期稳定性的考量。针对穿龈式种植体而言,在植入初期,种植体和软组织就发生了接触,相当于骨结合与软组织整合同时进行,可以缩短治疗时间以及减少患者的就诊次数。另外,由于非埋入式种植体的基台连接平面较高,有利于形成良好的生物学宽度和龈缘高度。埋入式种植体虽然需要二次手术,但骨结合期间不会受咬合力影响,并且愈合环境和口腔外部环境分隔,可以避免细菌侵害,降低感染风险。因此,术者应权衡两者的利弊,根据患者的条件选择合适的植入方式。

（四）植入深度

种植体的植入深度需充分考虑该位点的修复空间、穿龈轮廓及软组织厚度。对于修复空间不足的种植位点,除通过正畸或调磨对颌牙外,如果在种植体植入时没有把握好种植的深度,植入过浅,可能会给后期的修复增加很大的困难。植入过深也可能会导致修复体穿龈过深,在后期戴牙时造成软组织的阻力增大。

种植体周的软组织由三个不同的区域组成,分别是龈沟上皮、结合上皮和结缔组织。结合上皮和其根方的结缔组织一起构成种植体周围的软组织封闭区,为 3~4mm,该段距离的附着形成了种植体周内部组织对口腔环境的屏障。因此,在修复空间充足的情况下,理想的种植深度是种植体周围有骨支撑,颈部粗糙面有充足的骨覆盖,且位于龈缘根方 3~4mm。

种植体植入深度也受种植体设计的影响。在软组织厚度充足时,对于具有平台转移且锥度连接的骨水平种植体,植入深度可略低于骨平面。对于非平台转移、无锥度连接的种植体应在平齐或略高于牙槽嵴顶的位置植入,以确保光滑颈与种植体 - 基台连接处位于骨水平之上,使微间隙相关的细菌微渗漏远离牙槽骨,避免骨丧失。对于软组织水平种植体(带有较长光滑颈),应在牙槽嵴顶上植入,注意颈圈高于骨水平以确保抛光部位远离骨组织。

值得注意的是,种植体的植入深度必须考虑最终的修复方案,根据𬌗龈距设计合适的植入深度,是保证后期修复效果的关键。若有需要,可以施行牙槽嵴切除术或选磨对颌牙,以获得额外的颌间距离。

八、放置种植体上部结构

将种植体植入到理想位置后,选择采用覆盖螺丝封闭的埋入式愈合,或是用愈合帽封闭的非埋入式愈合方式。若采用埋入式愈合,装上覆盖螺丝后,可进行适当的种植窝洞边缘骨修整,避免新生骨过多覆盖上部结构,有利于二期手术上部结构的暴露。

九、缝合

种植创口的缝合有多种方法,但最后都是以实现创口的无张力严密关闭为目的。

(一) 缝合材料

缝合材料由两个主要部件组成,即缝线和缝针。目前,市场上的缝线有各种不同的特性,如规格、物理结构、吸收特性等。缝线规格即缝线的直径,随着缝线的数字越大,其直径越小。较薄的组织应选用较细的线,较厚的角化龈应选择较粗的线。后牙单牙种植术区常规可使用 4-0 缝线。

缝线的物理结构即生产时使用的线股数,包括单股或多股结构。单股缝线表面光滑,是微生物积聚和增殖的不利环境。单股缝线的缺点是线结牢固性和形状记忆较低。多股缝线通过缠绕或编织制成,可提高线结稳定性,但表面结构容易导致微生物积聚和增殖,因此不适合在受到微生物污染或存在感染的区域使用。

根据是否可被组织完全溶解分为可吸收缝线和不可吸收缝线。可吸收缝线通常在 60 天内失去其抗拉强度。不可吸收缝线由于不会发生结构变化,可以持续更长时间保留其原始属性。医师需要根据每一个病例的具体需求,选用适合的缝线。

对于缝针,可根据其针体的横截面进行分类,主要有角形、圆形和铲形。其中,反角针具有三角横截面,可避免针头在组织中旋转或滚动,且可减少角针对黏膜的伤害,是口腔科最常用的缝针类型。

（二）缝合方法

根据缝合的一般原则，首先需用组织镊固定组织，在距离伤口边缘 2~3mm 处，从黏骨膜瓣外表面垂直进针穿入组织，以减小来自组织纹理的阻力，并能避免组织撕裂。随后，针头通过黏骨膜瓣的内表面进针，从外表面穿出，切口两侧保持相等距离。缝线拉紧线结时需注意保护周围组织，如口角。打结后牵拉至切口的一侧，确保线结不放置在切口线上，避免菌斑堆积。剪断缝线时，留下 3mm 长的末端。一般来说，两条间断缝合的缝线距离应为 3~4mm，以保证组织的营养。

（三）缝合设计

1. 间断缝合　单颗后牙组织一般固定并已经对位，可应用间断缝合，以无张力方式固定彼此接近的伤口边缘。优点为切口关闭牢固，切口的张力由各自独立的结扣分担，若出现一针断线或松脱不致影响全局。该方法操作简便，但切口较长时，缝合速度慢。

2. 褥式缝合　褥式缝合是缝线在组织内呈 U 形，创缘不是点接触，而是面接触的一种缝合方法。与间断缝合相比，褥式缝合能有效地分散牙槽黏膜瓣的压力，不易造成牙槽黏膜的血运障碍，并且能将组织瓣向基底面压迫，使组织瓣与根面或者骨面紧密贴合，有利于软组织的愈合。常用的缝合方式可分为内褥式缝合和外褥式缝合两种，可应用于非埋入式植入后或行骨增量的种植术后缝合。其中，内褥式缝合还包括水平褥式缝合与垂直褥式缝合两种方式。

（1）水平褥式缝合（图 3-2-13A、B）：用于牙龈瓣幅度较宽的手术部位。

（2）垂直褥式缝合（图 3-2-13C、D）：可保持一定的黏膜切缘高度，能充分关闭切口，有效避免组织切口边缘高度下降。其用于牙龈瓣幅度较窄且黏膜瓣较薄的手术部位，缝合时组织瓣必须充分减张。

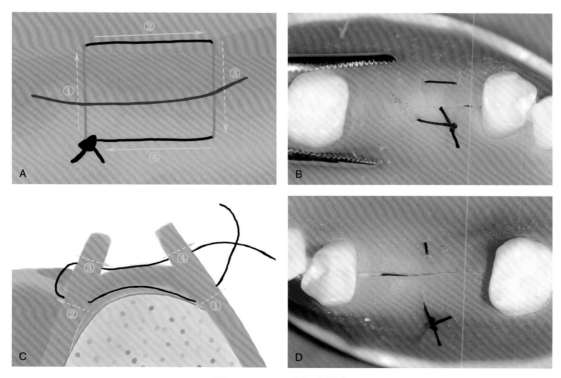

图 3-2-13　两种褥式缝合

A. 水平褥式缝合示意图　B. 水平褥式缝合种植模型图　C. 垂直褥式缝合示意图　D. 垂直褥式缝合种植模型图

第三节 术 后 处 理

常规术后处理主要包括局部处理、影像学检查、术后用药及术后医嘱四方面。正确、及时的术后处理能够有效预防严重的术后并发症。局部处理一般为止血，以及必要时进行冰敷，是做好术后处理的第一步。影像学检查一般包括根尖片、全景片或 CBCT，以检查种植体在骨内的位置及种植体周围牙槽嵴的高度，作为后期随访时判定种植体周围骨吸收的基准线。为预防严重术后并发症的发生，种植术后往往需要给患者应用合适剂量的药物。术后医嘱与伤口的愈合息息相关。医护人员应当评估患者对家庭护理的依从性，强调关键信息，提高患者的依从性，确保伤口愈合，提高患者的舒适度。

一、局部处理

（一）局部止血

常规单颗后牙种植术后，伤口处使用无菌纱布或棉球进行局部压迫止血，并嘱患者自行咬纱布卷或棉球 30 分钟即可。

（二）冰敷

采用冰袋或预制冰块对手术区口腔外部进行冷敷，可以使水肿降低至最小程度。冷敷可以引起局部毛细血管收缩，降低血液和淋巴流量。因此，术后若出现局部水肿，可用冰袋进行局部冰敷。每次冰袋冷敷于口腔外（近手术区）的时间为 20 分钟，然后撤除冰袋 20 分钟，如此交替冷敷持续至术后的最初 24~36 小时。需要注意的是，冰袋冷敷不应超过 48 小时，并嘱患者 48 小时后必要时进行热敷，促进水肿消退。

二、影像学检查

术后的种植影像学检查主要用于评估患者的外科手术情况。此阶段影像学检查的目的在于：①获得术中和术后位点的情况以助于评估种植体位置；②评估骨增量的情况；③作为基准影像与将来的影像进行对比。在考虑患者承受最小放射线危害，且保证这些检查能够为患者提供临床所需的必要诊断信息的情况下，临床医师可根据种植手术完成后需要关注的重点及解剖结构来选择不同的影像学方法。

（一）种植体的方向和位置

常规单颗后牙手术顺利且无异常的情况下可拍摄根尖片，以检查种植体在骨内的近远中与垂直向位置，以及种植体周围牙槽骨高度。因根尖片为二维影像，故可通过其得到的信息为种植体的近远中向位置、种植体的轴向、种植体的垂直向位置、种植体周围骨组织的情况。种植体植入位置良好是指种植体平台与天然牙之间最好有 1.5mm 以上的距离，避免损伤邻牙牙周膜，2 枚种植体平台最近距离在 3mm 以上。种植体位于两侧天然牙的中间位置，种植体轴向与邻牙基本平行，种植体埋入骨下或与骨面平齐，种植体周围骨组织未见明显缺损，同时根尖片可观测愈合基台或覆盖螺丝是否完全就位，有无骨阻挡

（图 3-3-1）。种植植入位置不理想是指种植体与天然牙邻接点之间的距离过近（小于 1mm）等情况。

如若根尖片显示疑似损伤重要解剖结构（如上颌窦底、下颌管等），则应加拍全景片或 CBCT 以进一步确认。

（二）上颌窦

种植体进入上颌窦往往是由术者对于解剖结构的理解不深或者经验不足而造成的。因此，当术者进行上颌后牙区的种植时，尤其是种植区垂直骨量不足或上颌窦窦底形态不规则时，应在术前以多平面、多次测量的原则分析 CBCT，设计好完备的种植方案，术中时刻注意备孔的深度。应注意的是，当上颌窦窦底形态不规则时，一定要注意测量位点与实际植入位点之间的偏差，避免术中伤及上颌窦。若在术中备孔时发现阻力突然减小，仔细探查术区深度已超过术前测量深度且无明显阻力，怀疑种植体可能进入上颌窦时，或术后种植牙位根尖片显示种植体根部疑似进入上颌窦时，可考虑拍摄 CBCT 进一步观察种植体与上颌窦底的关系。图 3-3-2 为外院行上颌窦内提升同期种植，术中种植体进入上颌窦内的全景片，遇到该类情况可考虑使用口腔内窥镜进行观测并取出。

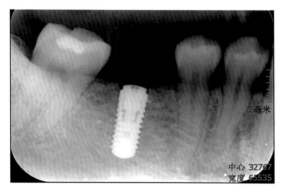

图 3-3-1　根尖片示单颗后牙牙位植体植入位置良好且覆盖螺丝完全就位

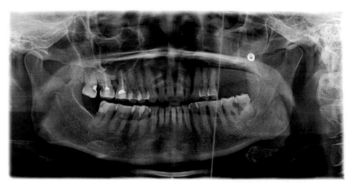

图 3-3-2　全景片显示种植体进入上颌窦内

（三）颏孔和下颌管

在进行下颌后牙区种植时，术前应正确测量骨嵴顶到下颌管的距离，术中应注意备洞深度。如术中疑似下牙槽神经或颏孔损伤，应直接拍摄全口牙位曲面体层片或 CBCT，以确认是否伤及下颌管或颏孔。

（四）下颌骨舌侧倒凹

当依靠二维影像评价种植体所需骨量时，由于对骨量的过高估计可能会出现严重的并发症。当下颌骨后部骨质吸收严重时，舌侧倒凹就会很明显。而在二维图像上此处可能显示骨量充足，这会产生误导作用。在这个凹陷或下颌下腺窝内有面动脉分支走行。过高的骨量估计可能会导致钻孔时舌侧骨板穿孔、种植体暴露。这可能会造成舌侧出血，甚至危及生命安全。因此，如术中疑似出现种植体根部暴露或出现舌侧出血，应拍摄 CBCT，以确认种植体根部是否暴露或舌侧骨板是否穿孔。如图 3-3-3 所示 47 缺失，牙槽骨嵴吸收，舌侧可见骨倒凹，在种植体窝洞预

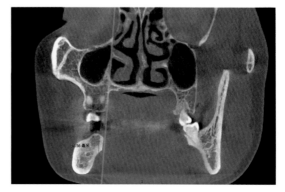

图 3-3-3　下颌骨舌侧倒凹 CBCT 截图

备时需要注意。

（五）邻牙

种植体损伤邻牙的原因主要有两方面：一是手术前对植入区域的评估存在不足，二是手术过程中操作失误。这些因素可能导致种植体在植入后发生位置偏移，造成邻牙损伤。临床上常见患者缺牙区邻牙牙根向缺牙区倾斜（图 3-3-4），术者术前应多角度测量，术中应从多角度确认种植位点，控制植入的方向，尽量与邻牙平行。对于前后邻牙牙根距离过近，可考虑使用种植导板进行定位，近远中距明显不足的情况需要正畸辅助拉开牙根间隙进行种植。如术中出现疑似损伤邻牙的情况，应直接拍摄 CBCT，以确认是否损伤邻牙以及种植体与邻牙的位置关系，以便于后续的治疗操作。

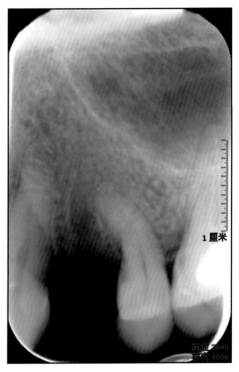

图 3-3-4　缺牙区邻牙牙根向缺牙区倾斜

三、术后用药

术后用药的主要目的是预防种植术后的并发症。为了达到这一目的，口腔种植医师需要掌握口腔种植常用药物及其用量、用法和注意事项。需要注意的是，术后用药开处方前，应确认患者的用药过敏史、基础疾病等信息，以防患者过敏或出现药物相互作用现象。

（一）镇痛

口腔种植领域镇痛治疗是在局部麻醉效果消失后，给患者以足够强度的镇痛治疗，提升患者术后的舒适度。非甾体抗炎药是牙种植治疗中最常用的镇痛药物。临床研究发现，非甾体抗炎药对各种水平的疼痛均可起到有效的镇痛作用。非甾体抗炎药的镇痛作用机制是通过抑制环氧化酶的活性，从而阻断花生四烯酸向前列腺素转化，而当组织中缺乏前列腺素就不会出现与急性炎症相关的剧烈疼痛和水肿。术后应常规备用布洛芬缓释胶囊等镇痛药物 3~5 天。

（二）抗感染

牙种植术后需要预防的一个重要并发症是感染。感染会导致许多问题，如疼痛、肿胀、骨吸收甚至种植体失败。手术后出现的宿主炎性防御性反应会产生一个有利于细菌繁殖的局部环境，此防御反应过程较为复杂，是宿主、局部组织、全身和细菌毒力等因素相互作用的一个过程。因此，抗微生物治疗是术后处理中的重要一环。最常用的抗微生物治疗包括局部和全身应用抗生素，以及抗微生物漱口水的应用。种植手术后，全身常应用的抗生素为头孢类或其他抗菌药物 3~5 天；局部常应用氯己定含漱液或其他抗菌含漱液 7~14 天。嘱患者勿长时间含漱，最好一次不要超过 5min，避免对口腔黏膜造成刺激而引起不适。若术中已行上颌窦底提升术或骨增量手术，则抗菌药物应使用 5~7 天。

（三）控制水肿

术后局部肿胀的控制对于减轻患者疼痛、降低局部水肿和感染的发生至关重要。糖皮质激素已成为不可或缺的用于减少牙种植术后局部水肿的药物。若术中已行上颌窦底提升术或植骨,则术后可使用地塞米松类固醇药物来减轻水肿。因为炎症发展的高峰会出现于术后48~72小时,所以糖皮质激素类药物地塞米松的疗程应不超过术后3天。此外,也可采用滴鼻液来控制鼻腔和上颌窦黏膜的水肿。对于糖尿病患者,应慎用激素,因地塞米松类固醇药物可减弱口服降糖药的作用,导致血糖升高和糖尿。若必须用激素,可适当增加降糖药用量。

四、术后医嘱

术后进行详细的医嘱,确保患者良好的依从性是减少术后并发症并提高成功率的重要步骤。术后医嘱的内容如下。

1. 麻药失效过后(术后1~2小时),方可进食,食物不宜过热、过硬,宜进流食,且避免用术区咀嚼。

2. 麻药失效后,术区出现微痛、微肿、少量渗血属于正常现象,面部肿胀(术后第2天开始持续3~5天)属正常现象。如出现局部红肿、流脓、流血不止及全身发热等现象,请立即到医院就诊。

3. 种植术后请勿反复舔触伤口,勿反复吸吮及翻开嘴唇观察和触摸伤口。术后24小时内,术区勿刷牙,勿用力漱口及反复吐口水,可用漱口水轻轻含漱(若对含漱液过敏则禁用含漱液,过敏体质者慎用)。

4. 术后3~7天,请遵医嘱服药,勿随意停药,有服药后不适者,请尽快联系医护人员并及时到医院就诊。勿抽烟,勿喝酒,勿进行剧烈运动(如游泳、跑步等),按时使用漱口水。

5. 如行骨增量手术,术后第3日和第7日需行术区冲洗。骨增量术后3个月内需戒烟。术后植骨区域会局部肿胀,术后第2天开始持续3~7天。请勿用舌头、手指触碰植骨区域,切勿牵拉、翻开黏膜查看愈合情况,谨防缝线撕裂。骨增量手术后,医师会根据患者个体情况,制订复诊及种植修复时间(一般>6个月),届时需再次拍摄CBCT以评估骨量情况,请按时复诊。

6. 上颌窦内提升术术后除常规使用抗生素、止痛药外,术区不应受力,术后1个月内勿用力擤鼻涕,不要鼓气、泡热水澡、游泳等。

7. 种植体植入后,医师需根据患者个体情况,制订复诊及义齿修复的时间(未植骨下颌常规3个月,上颌常规4个月;植骨术后及特殊情况需5~6个月)。

8. 常规单颗后牙种植术后7~10天复诊拆线,创口较大或行植骨手术10~14天后拆线。

第四节　并　发　症

口腔医师在开展种植治疗前应熟知种植相关并发症的特点,预防并发症的发生。一旦发生并发症则应早期发现、准确诊断、及时救治。本节主要针对种植术中及术后3个月内常见的并发症及相应处理、预防方式分类介绍。

一、种植术中并发症

（一）局麻相关并发症

种植手术一般需对患者进行局部麻醉，局麻相关并发症如过敏、局麻药过量等应引起警惕。临床上，局麻药过敏较为少见，单颗后牙种植手术中，局麻相关的不良反应多数是由局麻药物在注射过程中误入血管造成的。

1. 局麻药过敏

（1）病因及临床表现：过敏反应是对某些抗原已初次应答的机体在再次接受相同物质的刺激时，所发生的特异性免疫反应，可表现为生理功能紊乱或组织细胞损伤。局麻药过敏的报道主要见于酯类药（如普鲁卡因），而酰胺类局麻药引起的过敏反应罕见。局麻药过敏反应主要由其代谢产物氨基苯甲酸引起，也可能与药品保存液中的防腐剂或抗氧化剂有关。

过敏反应的症状差异较大，可能与所接触的抗原量及机体自身情况如免疫状态、支气管和血管平滑肌以及自主神经系统的反应性相关。依据反应时机，局麻药过敏可分为以立即出现惊厥、昏迷甚至呼吸、心搏骤停等严重不良反应为表现的即刻反应，以及以血管神经性水肿、药疹等为表现的延迟反应。依据症状波及范围，局麻药过敏可表现为以胸闷、气短、呼吸困难等呼吸道症状为主的局部反应，也可表现为面色苍白、脉搏细弱、惊厥昏迷等全身症状。依据反应程度，局麻药过敏可分为以皮肤瘙痒、皮疹、流涕、流泪为主的轻度过敏反应；伴哮喘、喉部水肿等呼吸道症状的中度过敏反应；存在呼吸困难、肢体水肿、胃肠痉挛、腹泻、恶心呕吐、血压快速下降、心率下降、意识模糊甚至丧失等症状的重度过敏反应。

（2）处理：过敏反应可遵循的紧急医疗救治原则：①立即停止给药及种植治疗，取出口腔内物体；②吸氧；③保持气道通畅，提供呼吸支持；④开放静脉通道，依临床情况选用异丙嗪、葡萄糖酸钙、糖皮质激素等药物；⑤高度怀疑咽喉水肿或过敏性休克者考虑肌内注射肾上腺素 0.3mg；⑥呼吸心跳骤停者立即心肺复苏抢救；⑦其他对症治疗；⑧持续监测生命体征。若有必要，应及时请上级医师或内科医师会诊处理，待患者缓解及排除再次接触过敏原的可能后，再考虑是否择期行种植手术。

（3）预防：口腔种植诊室需备有急救药物、吸氧及心电监测等。术前应仔细询问患者的病史（药物过敏史）。有酯类局麻药过敏史、过敏体质或对用药史描述不清的患者，应选择酰胺类局麻药，并在注射前行过敏试验。

2. 局麻药过量（局麻药误入血管）

（1）病因及临床表现：单颗后牙种植术中的局麻药过量多因误将药物注入血管内，引起单位时间内其在靶器官的血药浓度绝对或相对过量而引起。超过患者耐受时，可出现头晕、视听异常、寒战、困倦，甚至惊厥、呼吸抑制等症状。

（2）处理：应立即停止注射并及时处理，保证通气、给氧，若发生惊厥、呼吸、心脏骤停应进行相应急救处理。若患者症状轻微，待缓解后酌情制订种植治疗方案。

（3）预防：术前应仔细评估患者状态，将患者调整为仰卧位。行局麻操作的医师应十分熟悉颌面部解剖结构，注射前注意回抽，避免误入血管中。注射时应轻柔、缓慢，避免针头移位。注射后应密切关注患者反应,切勿离开患者。此外,应根据作用时间选择恰当的局麻药物,添加肾上腺素可减缓局麻药物吸收,并遵循逐渐添加剂量及分次给药的原则。

(二) 晕厥

1. 病因及临床表现　晕厥的发生机制为短暂性的大脑灌注低下,可能发生于患者就诊过程的任何时间。口腔门诊的晕厥多见于体弱、极度恐惧和焦虑的患者,也可能因低血糖或由卧位改为直立位时的血压迅速下降引起。患者对口腔手术治疗常存在恐惧心理,当处于应激状态时,心输出量减少,可表现出晕厥的前驱症状,如面色苍白、头晕、恶心、冷汗、呼吸困难等。晕厥发生时,主要表现为短暂的发作性、自限性意识丧失及肌张力丧失。

2. 处理　应立即停止种植治疗,取出口内器械,迅速放平牙椅,使患者下肢抬高,保持头低位。松解衣领,保持气道通畅及给氧,密切监测生命体征。一般患者会在几分钟内有所缓解,此时尽可能明确病因,对症处理,酌情判定是否继续进行口腔种植治疗。若患者症状缓解后仍有头晕或曾有明确意识丧失者应中断治疗,并由具有责任能力的成人陪伴离开,视情况重新制订种植修复方案。若晕厥严重,呼吸循环停止,应立即急救,并及时请相关科室会诊,积极处理原发疾病。

3. 预防　种植诊疗过程中医护人员应尽可能给予患者鼓励与关怀,减轻其恐惧、焦虑心理,从而减轻患者的生理应激。应避免在患者空腹状态下进行局麻及手术操作,避免患者体位突然变化。反复晕厥的患者可通过术前口服咪达唑仑 3.8~7.5 mg 予以预防。

(三) 通气过度综合征

1. 病因及临床表现　口腔门诊患者常存在紧张、恐惧等情绪,引起呼吸加深、加快,二氧化碳排出过量时可引起呼吸性碱中毒,继而出现胸闷、四肢及口周麻木感,严重时可有手足抽搐、意识模糊等症状。

2. 处理　立即停止种植治疗操作,将患者调整为舒适体位,舒缓其紧张情绪。指导患者双手呈杯状捧握于口鼻前,增加二氧化碳的吸入,一般可逐渐缓解。对于存在重度焦虑、烦躁的患者,可考虑缓慢静脉注射地西泮 5mg 或肌内注射地西泮 10mg。

3. 预防　设置良好的诊室环境,术前充分交谈减轻患者对种植治疗的恐惧,治疗过程中医护应尽可能给予患者鼓励与关怀,减轻其恐惧、焦虑心理,也可使用减压球等辅助工具。此外,还应密切关注患者的呼吸及有无异常症状的出现。

(四) 术中出血

1. 病因及临床表现　单颗后牙种植时涉及软组织切开及牙槽骨内手术,伤及血管壁可导致术中出血。常见于患者存在未控制的高血压、患有影响凝血机制的疾病、服用影响凝血功能的药物等。

2. 处理　一般单颗后牙种植手术出血量较少,多为黏膜出血,术中可采用纱布压迫,术毕则采用严密缝合止血。若损伤知名血管或观察出血不止,则需要判断出血来源,依据出血原因选择对应工具迅速止血。种植窝洞内出血时,可插入等直径器械,如方向指示杆等压迫止血。口底出血时还应谨防窒息。

3. 预防　术前严格把握种植适应证,预防出血风险,若存在可疑因素建议请专科会诊后再制订种植方案。术者应熟悉口腔颌面部解剖并拥有较丰富的外科处理经验。术中精准把控种植窝洞预备及种植体植入位置。

（五）上颌窦黏膜穿孔

1. 病因及临床表现　上颌后牙牙根距离上颌窦底较近,且长期缺牙可导致上颌窦气化明显。上颌窦黏膜穿孔主要见于上颌后牙种植骨量不足的病例中,因使用器械或种植体穿破上颌窦底黏膜而造成,是上颌窦底提升最常见的并发症(图3-4-1)。穿孔发生时术中鼓气试验阳性(捏住患者的鼻孔,嘱其鼓气,种植窝洞内见气泡)。术后当天或3天内患者诉鼻腔内有少量出血或血块。

2. 处理　若为穿牙槽嵴顶上颌窦底提升术中发现穿孔,则不建议植入骨增量材料,骨量允许时可考虑植入较短种植体或标准种植体(末端穿入上颌窦内低于3mm)。条件允许时可改行侧壁开窗术式对穿孔进行处理;或选择放弃手术,愈合至少3个月后视患者情况制订种植修复方

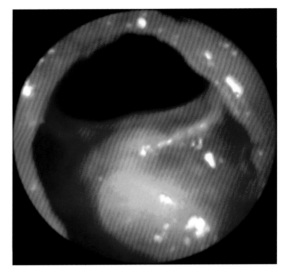

图3-4-1　内窥镜下见上颌窦黏膜穿孔照片

案。若为侧壁开窗的上颌窦底提升术中发现黏膜穿孔,则应参考专家共识,依黏膜穿孔大小分别处理。穿孔直径<5mm,覆盖胶原膜,关闭穿孔,可同期植入植骨材料和种植体;穿孔直径为5~10mm,可采用双层盖膜;穿孔直径>10mm,建议关闭创口,愈合至少3个月后再考虑重新手术。穿孔修补可靠时,可考虑同期骨增量、同期种植。但对于上颌窦底提升经验尚不丰富的术者,建议及时寻求上级医师的帮助。术后应给予抗生素并严密观察,防止上颌窦炎的发生。可使用含血管收缩剂的滴鼻液以保证上颌窦引流通畅。

3. 预防　术者应熟悉上颌解剖结构,详细评估患者的CBCT,制订合理详尽的手术方案。术中充分暴露视野,选择合适的操作器械。复杂病例建议使用超声骨刀辅助操作。

（六）下颌舌侧骨板穿孔

1. 病因及临床表现　在下颌骨的后段,常存在舌侧骨板倒凹。当术者缺乏解剖知识、临床经验或术前未进行有效的影像学评估时,种植窝的预备钻针有可能穿破下颌舌侧骨板。舌下动脉等口底血管向前走行可能非常贴近舌侧骨板,尤其是下颌前磨牙及第一磨牙区,若发生骨板穿孔易导致严重出血。

2. 处理　术中怀疑舌侧骨板穿孔时应及时触诊、探诊或影像学检查确认。若发现出血应按外科术中出血处理原则及时救治,保证气道通畅,谨防窒息风险。

3. 预防　术前应对患者的CBCT进行严格评估,术中充分暴露视野,保持术者无干扰及手部稳定性。患者解剖情况复杂时,可考虑选用锥柱形植体,也可借助数字化导板或使用动态导航等实现精准种植。

（七）下牙槽神经损伤

1. 病因及临床表现　在后牙区域,下牙槽神经位于下颌管内,至颏孔附近分支穿出。单颗后牙种植手术时若预备或植入过深,可能伤及下颌管,引起下牙槽神经损伤,主要表现为该神经所支配区域的皮肤黏膜麻木,常见患者诉该侧下唇有麻木感。

2. 处理　若术中怀疑下牙槽神经损伤,应尽快进行影像学检查。若下颌管壁被波及但未伤及神经,可考虑植入稍短的种植体代替。若下颌管壁磨穿伤及神经,应及时解除压迫,终止种植,待愈合2~3个月

后考虑重新治疗。下牙槽神经部分损伤时,术后应视情况给予减压、减轻水肿及营养神经的药物,一般半年内可恢复。若神经离断或被压迫 1 周以上将难以恢复。

3. 预防　术前应严格评估患者的影像学资料,制订安全合理的手术方案。术者应充分了解所选用种植系统的预备钻针长度,注意操作支点,助手可辅助检查预备深度,并留意患者有无不适症状。

（八）邻牙损伤

1. 病因及临床表现　单颗后牙种植术中,若备孔时入钻方向发生偏移,有可能造成邻牙损伤。被损伤的邻牙可能存在疼痛症状,进而引起牙髓炎或根尖周炎,甚至影响种植体骨结合。

2. 处理　怀疑邻牙损伤时应进行影像学检查。若仅为牙周膜损伤,一般可恢复。若明显损伤邻牙根壁或根尖,一般应移除种植体,邻牙必要时行根管治疗。

3. 预防　术前进行详尽的口内、影像学检查,对拟种植位点近远中向宽度、邻牙牙根方向等综合考量。对于近远中向宽度较窄的病例,可考虑术中拍摄 X 线片定位先锋钻位置后,再逐级备洞,也可采用数字化导板、动态导航等工具辅助达到精准种植。

（九）种植体缺乏初期稳定性

1. 病因及临床表现　种植体缺乏初期稳定性常见于种植位点骨质较为疏松、骨量不足、牙周情况欠佳的患者,或未按标准流程规范操作、经验不足的医师,以及种植体植入扭矩未达预期。

2. 处理　可用骨量充足时可考虑换用更宽或更长的种植体。骨量不足时缺损区酌情采用骨增量方案。采用埋入式愈合,延期修复。当情况复杂或患者骨质极差时,应考虑取出种植体,重新制订种植修复方案。

3. 预防　术前对患者条件进行详尽评估,充分沟通。术中规范操作,精准把控植入位置。经验不足的医师应注意病例难度,循序渐进。

（十）种植体位置及轴向相关并发症

1. 病因及临床表现　种植体植入的位置或轴向不佳,表现为植入深度及种植体长轴在近远中向或唇舌向的偏差。与理想上部修复体就位角度出现偏差,可能会引起愈合期间并发症、修复效果不佳,甚至影响种植修复的长期效果。

2. 处理　若种植窝洞预备时发现轴向偏差,可由经验丰富的口腔种植医师采用尖端具有切割作用的钻针及时修正。若已植入后发现偏差,可采用带修正角度的修复基台。偏差过大时应考虑取出后重新种植。

3. 预防　术前仔细评估患者 CBCT 及相关风险点。术中医护协作,获得良好的手术视野,尽量从正颊侧观察。逐级备洞,扩孔前使用深度方向指示杆,嘱患者慢慢咬合(不接触对颌牙𬌗面),观察指示杆是否对应对颌牙的功能尖斜面,若有偏差应及时修正。此外,复杂病例还可以借助数字化导板、动态导航等技术实现精准种植。

（十一）手术器械、配件等误吞、误吸

1. 病因及临床表现　误吞、误吸较少发生,但属于严重并发症,应引起警惕。口腔种植临床操作多为仰卧位,且后牙区种植时患者常处于大张口状态,而种植相关器械配件体积较小,若部分患者唾液分泌旺

盛或突然运动,一旦器械配件滑脱则易被患者误吞、误吸,引起各种不适,甚至危及生命。误吸后患者往往伴随呛咳等呼吸道刺激症状,如异物体积较小时可能无明显不适,难以判断或分辨误吞、误吸。

2. 处理 立即停止口腔种植治疗。若仅掉入口内,术者操作手不要离开患者口腔,阻止其吞咽动作,可使用带齿工具钳夹取出。若确认掉落,放平椅位,防止异物进一步下行引起呼吸道或消化道损伤,安抚患者。密切关注患者生命体征,若出现呼吸困难、窒息等症状可尝试用海姆立克法将异物冲出气道,并及时采取急救措施。明确异物所处位置是决定后续治疗方案的关键因素,需借助影像学手段。误入消化道的小型圆钝器械可观察等待其随粪便自行排出。尖锐或体积较大的异物误入呼吸道则建议明确位置后,请相关专科医师会诊取出。

3. 预防 口腔种植医师应熟练应用器械,注意避免疲劳手术,术中确认配件安装到位。在不影响手术的前提下,经验较少的医师可用无菌丝线协助捆绑器械末端防止滑脱,或采用纱布屏障保护等。助手也应密切关注术区,吸唾器避免太靠近舌根部引起咽反射。若发现器械坠入口腔可及时用强吸管吸出。

二、种植术后并发症

术后并发症指患者在行种植手术后,在行最终修复前可能发生的并发症。该类并发症需要医师在术后详细交代医嘱,可达到较好的预防效果,在发生该类并发症后,应以对症处理、缓解症状为主。

(一)水肿

1. 病因及临床表现 术程较长、创伤较大时,术后可出现局部炎症反应,表现为发红、疼痛、水肿等,多于术后 12~24 小时出现,3~4 天达到高峰,1 周基本消散。

2. 处理 轻度水肿无需特殊处理,可等其自行消退。应注意鉴别肿胀原因,若由创口出血、感染、口腔卫生不佳等引起,应针对病因进行对应处理。

3. 预防 术中切口尽量不越过移行沟底,缝合不应过紧;酌情给予地塞米松制剂;术后 24 小时内冷敷,48 小时后热敷。

(二)术区出血及皮下和／或黏膜下出血

1. 病因及临床表现 种植术后发现术区出血及皮下和／或黏膜下出血(图 3-4-2)的可能原因较多,如患者凝血状态异常、术区止血或缝合欠佳、患者活动牵扯创口、感染等引起出血。

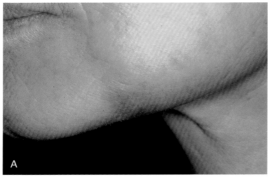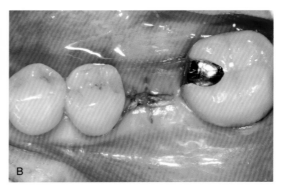

图 3-4-2 术后淤青照
A. 口外照 B. 口内照

2. 处理　少许渗血时,可嘱患者咬棉球 30 分钟后观察,渗血停止则无需进一步处理。若出现明显活动性出血,应酌情采用缝扎,寻找出血点并局部激光烧灼或应用止血药处理。若为全身因素引起的出血应及时应用全身或局部止血药,并寻求相应专科帮助。若为感染应及时对症治疗。若为皮下瘀斑则无需特殊处理。

3. 预防　种植术中注意保护相关血管、组织,术中充分止血。术后建议患者咬纱布 30~40min,术后及时冷敷,避免牵扯伤口。

（三）软组织瓣的早期裂开或穿孔

1. 病因及临床表现　常见的种植术区软组织瓣早期裂开(图 3-4-3)或穿孔的原因有软组织减张不足、缝合不当、种植体肩台(覆盖螺丝)过高、愈合基台过宽、局部感染、患者牵扯术区黏膜等。创口裂开或穿孔可能引起种植体早期暴露、感染及骨吸收,但在处理得当的情况下,多数可二期愈合,对种植体的骨结合影响较小。

2. 处理　可使用过氧化氢溶液、生理盐水进行局部冲洗,嘱患者加强口腔卫生维护,西吡氯铵漱口液含漱,并及时复诊观察。若为感染所致开裂,应按术后感染处理。

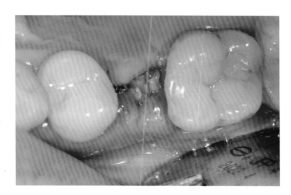

图 3-4-3　后牙种植术后创口裂开

3. 预防　术中应合理设计软组织切口,选取合适的种植体及配件尺寸。缝合时注意对软组织瓣进行减张,选用合适的缝合术式,勿拉拢过紧。术后嘱患者避免对术区及唇面部软组织过度牵拉,并注意口腔卫生。

（四）种植术后感染

1. 病因及临床表现　种植术后感染的发生率较低,多发生于术后 1~4 周,表现为局部红、肿、胀、痛、有脓性分泌物、创口裂开、形成瘘管等(图 3-4-4)。多数情况下,感染源于种植体周围的骨组织,严重时可导致种植失败。造成种植位点感染的可能原因较多,如邻牙或种植位点存在感染灶、术中未严格遵循无菌原则、患者唾液污染、术区缝合欠佳、术后口腔卫生不良等。

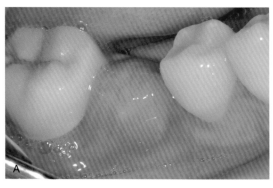 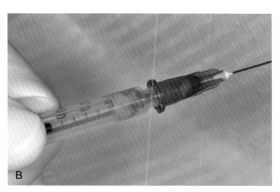

图 3-4-4　术口感染照

A. 种植位点感染口内照　B. 感染位点脓性分泌物

2. 处理　种植术后感染应及时口服或注射广谱抗生素进行抗感染治疗。若有脓肿形成则应及时切开引流，用过氧化氢溶液、生理盐水冲洗。嘱患者用含氯己定、西吡氯铵等抗感染药物的漱口水含漱。若感染无法控制，可考虑拔除种植体。

3. 预防　种植术前应对患者口腔可疑感染灶进行详细检查。种植术中医师及助手应严格遵守无菌操作的原则，完善止血，恰当缝合。术后嘱患者常规服用抗生素，并注意口腔卫生。

（五）种植体骨结合不良

1. 病因及临床表现　种植体骨结合不良时患者往往无明显不适感，临床检查种植体松动、可有叩痛，初期 X 线片可能无明显异常，后期可见种植体周围明显的低密度影像，可采用共振频率分析仪进行检测。种植体骨结合不良的病因可能有慢性感染、骨灼伤、窝洞预备过大、植入扭矩过大、早期负载过重等。

2. 处理　分析病因，延缓修复流程。检查种植体是否存在早期过载，若有应减轻受力。对种植体周围存在骨吸收或有纤维结缔组织长入的病例可进行翻瓣刮治，同时行骨增量或 GBR，观察骨结合情况。若无好转或种植体松动度过大的病例，可考虑拔除后酌情同期或愈合后重新种植。

3. 预防　种植术中应充分冷却，防止骨灼伤。严格控制植入扭矩，以防压力性骨坏死的发生。此外，还应避免窝洞预备过大及软组织误入种植窝洞，为种植体骨结合提供最佳条件。术后酌情考虑负重时机，避免在种植体骨结合关键时期负载过重。

综上所述，种植一期手术是影响种植修复成功率以及后期修复效果的重要环节。口腔种植医师需要掌握一定的口腔解剖学、种植外科学、修复学、牙周病学、口腔影像学知识，把握手术术前准备、术中操作、术后医嘱中的各个细节，并关注术后可能发生的各种并发症，才能得到可预期的、长期的种植治疗效果。

参考文献

［1］ REMISZEWSKI D P, BIDRA A S. Implementation of a surgical safety checklist for dental implant surgeries in a prosthodontics residency program. J Prosthet Dent, 2019, 122 (4): 371-375.

［2］ AFRASHTEHFAR K I, DESAI V B, AFRASHTEHFAR C D M. Preoperative administration of amoxicillin is not recommended in healthy patients undergoing implant surgery. Evid Based Dent, 2022, 23 (2): 78-80.

［3］ LASKIN D M, DENT C D, MORRIS H F, et al. The influence of preoperative antibiotics on success of endosseous implants at 36 months. Ann Periodontol 2000, 5 (1): 166-174.

［4］ SHARAF B, DODSON T B. Does the use of prophylactic antibiotics decrease implant failure？ Oral Maxillofac Surg Clin North Am, 2011, 23 (4): 547-550.

［5］ ESPOSITO M, GRUSOVIN M G, WORTHINGTON H V. Interventions for replacing missing teeth: antibiotics at dental implant placement to prevent complications. Cochrane Database Syst Rev, 2013, 2013 (7): CD004152.

［6］ ROMANDINI M, DE TULLIO I, CONGEDI F, et al. Antibiotic prophylaxis at dental implant placement: which is the best protocol？ A systematic review and network meta-analysis. J Clin Periodontol, 2019, 46 (3): 382-395.

［7］ ESTEVE-PARDO G, DE-LARRIVA E, SALGADO A, et al. Is inferior alveolar nerve block needed to perform implant surgery in the posterior mandible？ A randomized controlled trial. J Oral Maxillofac Surg, 2022, 80 (3): 490-500.

［8］ BOCKIAGE R. Biomechanical aspects of monoblock implant bridges for the edentulous maxilla and mandible: concepts of occlusion and articulation. lmplant Dent, 2004, 13 (1): 49-53.

［9］ TESTORI T, GALLI F, DEL FABBRO M. 即刻负重: 口腔种植学的新纪元. 王大为, 李增健, 译. 沈阳: 辽宁科学技术出版社, 2017.

［10］ 方菊, 吴涛. 植入扭矩与种植体骨结合的研究进展. 中国口腔种植学杂志, 2020, 25 (04): 187-191.

［11］ 刘克英. 口腔门诊急救系列讲座 (一) 口腔门诊严重过敏反应的急救. 中华口腔医学杂志, 2014, 49 (11): 693-697.

［12］ 中华口腔医学会口腔急诊专业委员会. 口腔诊疗过程中伴发急性全身性病症的规范化椅旁急救专家共识. 中华口腔医学杂志, 2022, 57 (5): 14.

第四章
单颗后牙种植二期手术

4

在种植体骨结合完成后,最终修复前,对于埋入式愈合的种植体,需首先进行二期手术,进行软组织成形,使种植体周围形成稳定健康的袖口,为下一步取模修复奠定良好的软组织基础。对于非埋入式愈合的种植体,也可能存在需要更换更大型号的愈合基台进行软组织成形的情况。

二期手术是衔接外科与修复的重要中间环节。为了达到良好效果,我们需要充分评估患者的全身情况及局部软硬组织情况,以进行二期治疗方案的决策。在治疗方案确定后,规范、准确、微创是二期手术过程中必须遵循的基本原则。合适的穿龈轮廓塑形同样是二期手术的重点,不合适的穿龈轮廓不仅可能影响修复牙冠的就位,而且关系到牙间隙龈乳头的封闭是否良好,以及颊侧的穿出轮廓是否与牙槽骨轮廓协调的问题。

除使种植体建立稳定健康的穿龈袖口及获得修复通道外,二期手术亦是管理种植位点局部软组织质和量的一次重要时机。必要的软组织增量手术可以在此时开展,尤其是种植位点局部发生严重软组织凹陷或角化龈退化的情况。根据软组织凹陷或缺陷程度,可以通过偏腭侧切口翻瓣术、U 形瓣、腭侧带蒂半厚瓣颊侧插入技术、L 形瓣等术式重建软组织轮廓或改善角化龈质量。

同时,口腔种植二期手术作为一项侵入性的手术,亦存在发生口腔及相关组织器官损伤、感染以及不良反应的风险。口腔医师在开展二期手术前应熟知种植相关并发症的特点,以预防并发症的发生。一旦发生并发症则应早期发现,准确诊断,及时救治。

那么,如何进行单颗后牙二期手术的术前评估?单颗后牙二期手术有哪些操作要点?如何同期重建软组织轮廓或改善角化龈的质量?如何处理及预防可能出现的并发症?这些是本章重点阐述及讨论的问题。

第一节　术前评估

在二期手术前,医师应对种植体骨结合时间、患者全身状况、种植位点软硬组织及牙周情况等全面的评估,并根据需要进行影像学检查及记录。基于此进行的正确的治疗设计对于二期手术效果有着至关重要的影响。

一、种植体骨结合时间

二期手术的前提是埋入式种植体已完成较充足的骨结合。常规种植体植入术后推荐骨结合时间为3个月。鉴于上颌后牙区骨质往往较下颌后牙区骨质疏松,故该区域种植体骨结合时间可根据骨质情况适当延长。若种植体植入时进行了同期骨增量,则骨结合时间应延长至4~6个月才可进行二期手术。全身情况及用药对种植体的骨结合亦有影响,当患者有吸烟习惯、糖尿病史、双膦酸盐用药史等情况时骨结合失败风险较高,应适当延长其骨结合时间。

二、病史采集

二期手术前的病史采集应重点关注种植手术后至二期手术前的这段时间内,患者术区局部有无长时间的疼痛、不适等症状,此类症状提示软硬组织可能存在愈合不良以及术后感染等情况。针对有此类情况的患者,后续的口内检查重点是种植位点周围软组织的愈合情况,若存在感染或愈合不良等,应及时处理。

除了询问术区有无不适,还应复核种植手术后的这段时间内,患者的全身情况及用药有无变化,如患者近期放化疗术后,或女性处于妊娠期等,应推迟二期手术时间,待全身情况稳定后再行手术。

三、种植位点硬组织评估

种植位点硬组织评估的重点为,通过影像学评估明确种植体的骨结合情况。若种植体周围骨界面无透射区,相较种植术后种植体颈部骨水平无明显变化,则表明种植体周围骨结合较充分。

目前,临床上常用的影像学手段主要有根尖片、全景片及CBCT。根尖片价格便宜、设备简单、放射剂量低、空间分辨率高,能显示缺牙区域近远中方向上的牙槽骨水平。然而,其存在拍摄图像为二维,图像范围有限等局限性。综合其优缺点,根尖片适用于对大多数单颗后牙种植体二期前骨结合的评估(图4-1-1A)。全景片通常用于较大范围、多颗种植体影像资料的获取,在单颗后牙中主要用于分析种植体底部与重要解剖结构如上颌窦底和下颌管的相对位置关系(图4-1-1B)。CBCT可获得种植体周围的三维信息,但具有价格较贵、放射剂量相对较高等缺点。相较于二维图像由于影像重叠带来的干扰,CBCT可相对准确地判断骨密质的厚度、骨小梁的结构以及骨松质的密度。当临床上存在需要评估骨增量效果的种植病例,或需进一步评估种植体与邻牙及周围重要解剖结构的关系时,可考虑选用CBCT进行评估(图4-1-1C)。

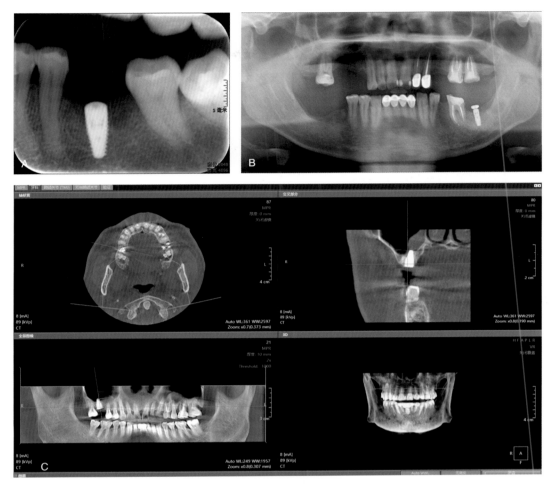

图 4-1-1　二期手术影像学检查手段
A. 根尖片　B. 全景片　C. CBCT

四、种植位点软组织评估

种植位点软组织评估包括明确黏膜是否存在病变、角化龈宽度是否不足及系带附着是否过高等问题。

若黏膜病变侵袭到术区牙龈,易妨碍术区的菌斑控制及二期切口的设计,会增加伤口愈合不良的风险。若术区黏膜出现红肿、破溃、窦道等(图 4-1-2A),应首先明确病因并对因处理,必要时行二期手术同期探查种植体。研究显示,角化黏膜宽度对种植位点的菌斑控制及软组织健康相关评价指标(牙龈指数、黏膜退缩)具有重要意义。当种植体周围颊舌侧角化龈宽度<2mm 时,容易出现菌斑堆积和种植体周炎,需检查嵴顶角化龈厚度与颊舌侧角化龈宽度(图 4-1-2B)。若二期术前检查发现角化龈宽度不足,应通过设计切口位置或软组织增量等解决角化龈不足的问题。颊系带附着过高,与种植位点距离过近时,容易出现颊肌运动时系带牵拉影响伤口愈合,甚至可能造成远期种植体周围软硬组织吸收,必要时可在二期手术同期进行系带松解(图 4-1-2C、D)。

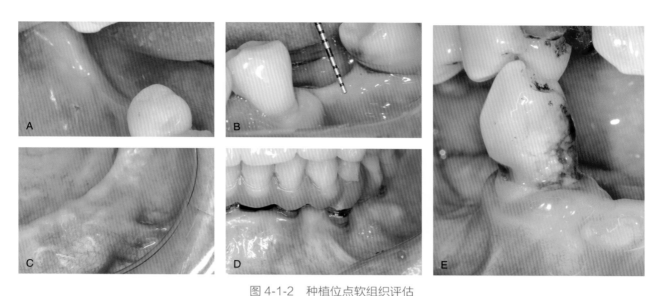

图 4-1-2　种植位点软组织评估

A. 种植位点附近出现黏膜破溃,首先应明确病因并对因处理　B. 种植位点角化黏膜宽度评估
C. 种植位点周围系带附着过高　D. 过高的系带附着造成戴牙 2 年后种植体暴露　E. 种植位点邻牙牙周炎

五、牙周情况

二期手术前应明确邻牙是否存在牙周炎。邻牙牙周炎(图 4-1-2E)使缺牙位点周围的软硬组织处于炎症状态,对于二期切口的愈合及种植体的远期预后皆有影响。一般需进行牙周风险因素评估,及时控制风险因素,并进行系统性牙周治疗,待牙周状况稳定后方可行二期手术。理想牙周状态的特征是:探诊出血位点<10%;无探诊深度≥4mm 且探诊出血阳性的位点;其他临床指标得到最大改善;无进展性牙周破坏。口腔内的菌斑、牙石中存在较多的致炎微生物,对于口腔卫生维护不佳的患者,应在二期术前常规行口腔洁治及卫生宣教。

六、图像记录

患者二期术前及术中常需进行图像资料的收集作为患者治疗过程中的记录,并作为后续修复方案设计的辅助资料。单颗后牙二期术前应重点关注的拍摄内容包括:患侧后牙区咬合照、患侧后牙区𬌗面照、患侧后牙区对颌𬌗面照(图 4-1-3)。当患者种植位点侧或种植位点对侧存在需要进行咬合重建的情况时,应记录患者双侧后牙区的咬合情况(图 4-1-4)。术区角化牙龈宽度及牙龈健康状况可通过患侧后牙区的𬌗面照观察。患侧后牙区咬合照和患侧后牙区及对颌𬌗面照,可用于记录并评估邻牙是否倾斜以及倾斜程度,缺失牙的对颌牙是否伸长,邻牙及缺失牙是否需要进行牙体/修复治疗等情况。

七、治疗设计

医师应基于患者全身及口腔专科评估,正确把握二期手术的治疗方案。全身情况及牙周状况稳定是二期手术治疗的前提,根据患者种植位点软硬组织情况分类总结了以下几类临床上常见的治疗方案,供读者参考(图 4-1-5)。

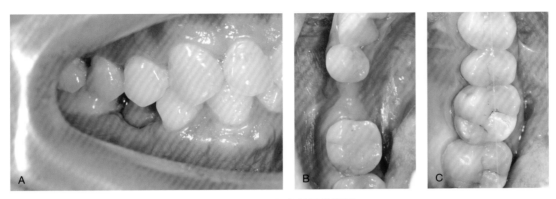

图 4-1-3 二期术前图像记录
A.种植位点侧颊面咬合照 B.种植位点𬌗面照 C.种植位点对颌𬌗面照

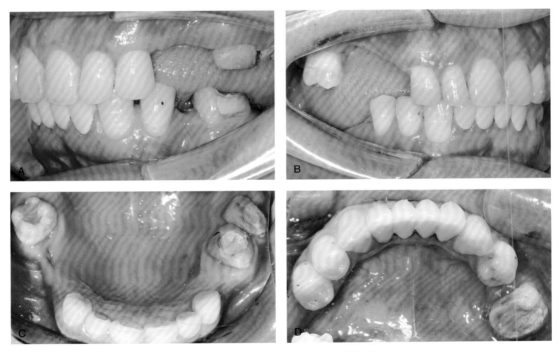

图 4-1-4 需咬合重建患者二期术前图像记录
A.种植位点侧颊面咬合照 B.种植位点对侧颊面咬合照 C.种植位点𬌗面照 D.种植位点对颌𬌗面照

(一)影像学检查种植体周围骨结合充分,边缘骨稳定

当软组织健康,角化龈充足的情况,可直接行常规二期手术,无需进行软硬组织特殊处理。当软组织角化黏膜不足或缺失,为保证种植位点的长期菌斑控制及软组织健康及稳定,可考虑在二期手术前或同期行软组织增量处理。

(二)影像学检查种植体颈部存在少量透射影

当软组织健康,无探诊出血,角化黏膜宽度充足的患者,即使种植体颈部存在少量边缘骨吸收,仍可考虑行常规二期手术,不特殊处理。当软组织角化黏膜不足或缺失,可考虑在二期手术同期行软组织增量处理。当种植位点有软组织炎症表现时,应积极处理感染组织。

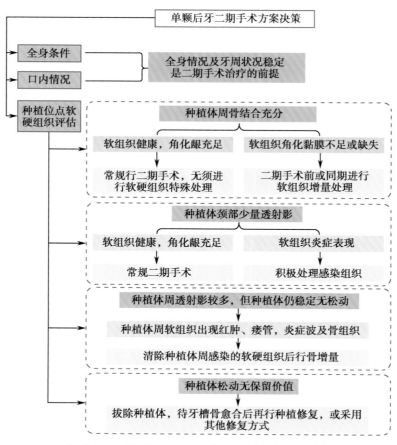

图 4-1-5　单颗后牙二期手术治疗方案决策示意图

（三）影像学检查种植体周围透射影较多

　　种植体周围软组织出现红肿、瘘管，且炎症范围波及骨组织，致使骨组织出现炎症、吸收，若术中探查种植体仍较稳定时，可考虑彻底清除种植体周感染的软硬组织，并对种植体感染的表面处理后，行 GBR。若术中探查种植体松动，判断无保留价值时，应及时拔除种植体，待牙槽骨愈合后再行修复。

第二节　二期手术

　　在埋入式种植体骨结合完成后，需要通过二期手术暴露种植体，连接愈合基台，以使种植体周围形成稳定健康的袖口。规范、准确、微创是二期手术必须遵循的基本原则。此外，术前评估仍存在对种植位点局部软硬组织愈合情况判断不准确的可能，在二期手术全流程中，必须带着诊断性思维，根据实际情况调整二期手术决策。

一、二期手术准备

　　二期手术作为微创小手术，如同一期手术，同样需要术前准备。相对特殊的是，二期手术患者的颌骨内已经植入了种植体,因此需要对患者所用种植体的相关信息进行回顾和确认,主要包括种植体的系统及型号,术前需要准备相应种植系统的工具。

　　二期手术之前,需要对患者的口腔一般情况,以及种植位点局部状态进行检查和评估。如果患者的口腔一般情况不佳或者种植位点局部牙龈处于炎症较重的情况,需先行种植位点局部洁治。一般情况下,二期手术只需要小范围的局部麻醉,在患者全身条件允许的情况下,可选择含有肾上腺素的麻醉剂以减少术区出血,保证视野清晰。临床上一般使用浸润效果较好的阿替卡因麻醉剂。二期微创手术同样需要遵循无菌操作的原则,一般使用 0.5% 碘伏进行消毒。麻醉、消毒后,需要更换为无菌手术用品方可进行下一步操作。

　　二期手术所需物品清单如下(图 4-2-1)。

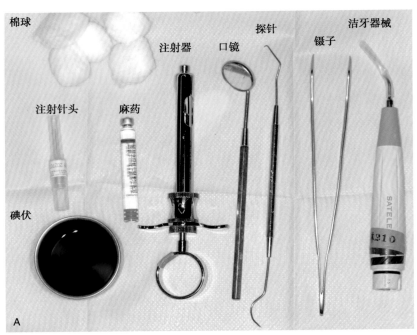

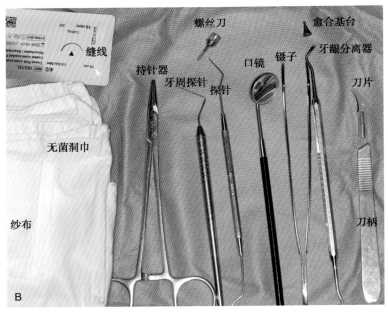

图 4-2-1　二期手术前物品准备
A. 二期手术相关非无菌用品　　B. 二期手术相关无菌用品

（1）一般检查器械：口镜、探针、镊子。

（2）龈上洁治器械（必要时）：超声洁牙机头或手工洁治器。

（3）麻醉用品：麻药、注射器。

（4）无菌手术用品：患者所用种植体对应的螺丝刀以及愈合基台、无菌手套、手术刀片（通常使用 12 号刀片，涉及软组织手术时使用 15 号或 15c 号刀片）、缝线（必要时）、二期手术包［至少包含无菌洞巾、口镜、探针、镊子、牙龈分离器、血管钳、持针器、牙周探针（测量袖口直径及深度）、纱布］。

二、常规二期手术流程

常规二期手术流程包括麻醉、消毒、定位、取封闭螺丝、连接愈合基台、缝合等步骤。精细规范的操作技术是确保二期手术成功的主要因素。

（一）局部麻醉

根据二期术式的需要，确定麻醉范围。通常情况下，只需要在种植位点嵴顶注射少量麻药以麻醉颊、舌或腭侧牙龈即可。如需进行软组织增量手术，则需要相应扩大麻醉范围。临床医师在麻醉之前需告知患者如有不适请及时反馈，同时在麻醉过程中密切观察患者的全身情况，防止麻醉意外。

（二）消毒铺巾

麻醉完成后，确认患者无不适反应即可开始术区消毒，消毒流程及范围同一期手术。消毒结束后，临床医师进行手消毒，戴无菌手套。助手或护士开二期手术包。临床医师对准术区铺无菌洞巾，遮盖其余头面部。

（三）手术定位

秉承微创手术的理念，行二期手术切口时，临床医师在种植位点周围做一个适当扩大的，且与愈合基台匹配的小切口即可。因此，准确定位种植体在牙槽嵴顶的位置，即封闭螺丝的位置十分重要。通常的做法有三种：①对于牙龈比较薄的患者，可用镊子按压种植位点牙槽嵴顶的黏膜，封闭螺丝的金属色可透过较薄的牙龈显露出来，临床医师可以借此定位封闭螺丝的位置；②利用拍摄的数字化根尖片（要求根尖片正面投照种植位点）测量种植体顶端到邻牙的距离，借此定位封闭螺丝的位置；③对于数字化导板引导下种植的患者，临床医师可利用一期手术所用的数字化导板辅助定位，用探针蘸取碘伏定点（图 4-2-2）。

（四）切口设计

切口的位置和形状根据手术的需要决定，笔者将切口分为常规切口和偏腭侧切口，涉及软组织增量的切口此处不作介绍。一般情况下，二期手术沿牙槽嵴顶正中切开。对于少数形成了一期手术切口瘢痕的患者，沿着瘢痕切口的中央切开，保证切口两侧都有足够的血供，否则可能导致一侧的瘢痕组织因缺血而发生坏死。常规切口的形状通常选用一字形，在种植位点近远中方向上呈一字切开。若缺牙区近远中向宽度偏小，软组织阻力过大，临床医师可在近远中各增加一条与其垂直的短辅助切口，形成 H 形切口。此外，临床医师可使用一期手术时采用的数字化导板引导二期手术，利用环切钻将种植位点上部牙龈进行环形切除，形成 O 形切口（图 4-2-3）。使用环切行二期手术时，需注意术前评估附着龈宽度，预期软组织环切后局部颊舌侧仍保留至少 2mm 宽的附着龈组织。

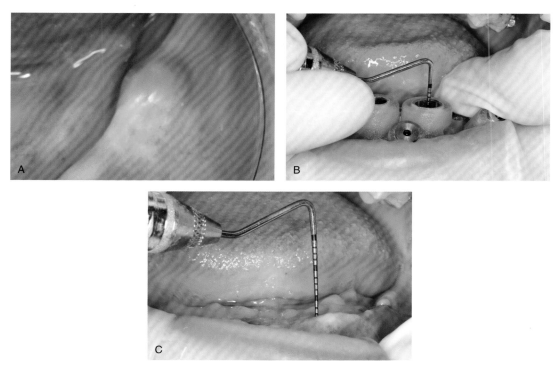

图 4-2-2　二期手术切口定位
A. 通过牙槽嵴顶黏膜透色定位　B、C. 通过一期使用的数字化导板定位

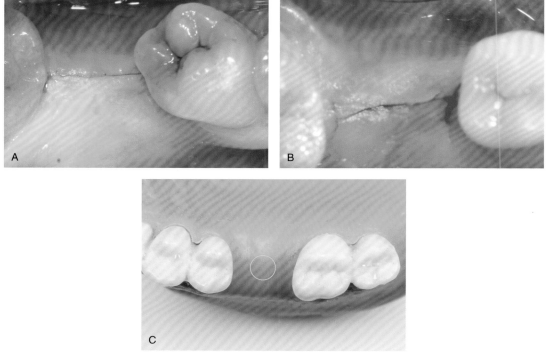

图 4-2-3　二期手术切口设计
A. 一字形切口　B. H 形切口　C. O 形切口

（五）牙龈切开

在操作之前,首先需要调整患者椅位以及临床医师和患者的相对位置关系。以患者面部为中心将操作区想象成一个时钟面,头顶正中为12点钟方向。操作下颌时要求患者下颌与地面平行,术者位于9点钟方向。操作上颌时要求患者上颌与地面成80°~90°(以不引起患者头晕为适),术者可位于11~13点钟方向。为确保在预先定好的切口位置处做出所需形态的切口,术者需要多个角度和方向确定切口的位置及方向。为了切开方便,后牙区一般使用12号刀片从定点的远中向近中切开,全厚切开牙龈直达骨面。需要注意,往近中行刀的过程中可能会受到种植位点近中邻牙的阻挡,此时可以将刀柄握持得直立一些,使得近中部分能被充分切开。切开之后,可用探针探查嵴顶情况以及封闭螺丝的位置。

（六）暴露及取出封闭螺丝

切开之后,临床医师以邻牙为支点,握持牙龈分离器分离颊舌(腭)两侧的牙龈,去除软组织阻力,便于后续封闭螺丝取出(图4-2-4)。需要注意,牙龈分离器应尽可能靠下和牙龈组织充分接触,否则力臂太小导致分离效率低下,并且牙龈分离器只接触上段牙龈容易导致牙龈在分离过程中出现撕裂。

在分离颊舌(腭)两侧的牙龈后,通常可在直视下看到封闭螺丝,此时可使用相应种植体系统的螺丝刀就位封闭螺丝上部的螺丝孔(以螺丝刀稳定、不晃动为标准),然后拧松并取出封闭螺丝。需要注意,若此时对种植体骨结合情况存在疑虑,可进一步拧紧封闭螺丝并询问患者种植体周围有无疼痛,以帮助判断种植体的骨结合情况。若有疼痛,则表明种植体骨结合欠佳,需要进一步分析可能的原因,并采取合适的处理方法。反之,则表明种植体骨结合良好,可以继续拧松封闭螺丝以取出。

在取出封闭螺丝的过程中可能存在两种阻力,需要加以辨别和解除。第一种是骨组织阻挡(图4-2-5),此种情况下,螺丝刀无法触及封闭螺丝或螺丝刀就位后无法拧松封闭螺丝,应结合根尖片辅助判断。确定是骨组织阻挡之后,需要用挖匙(必要时可使用球钻)去除封闭螺丝上部的骨阻挡,方能拧松封闭螺丝。此时,临床医师要注意保护封闭螺丝上部的螺丝孔,防止因螺丝孔损坏导致封闭螺丝取出困难。第二种情况是软组织阻挡,此种情况下封闭螺丝能够被拧松但无法顺利取出,常见于切口过于偏舌(腭)侧或切口近远中径过小的情况。此时需要适当扩大切口,用血管钳或挖匙将封闭螺丝从阻力较小的一侧取出。值得注意的是,为防止封闭螺丝误吞或误吸,尤其是在上颌后牙区进行操作时,可先将患者的椅位调得直立一些,并嘱咐患者将头偏向操作侧,防止封闭螺丝误吞。

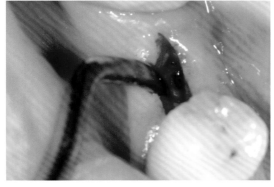

图4-2-4　握持牙龈分离器分离颊舌/腭两侧牙龈,
暴露封闭螺丝

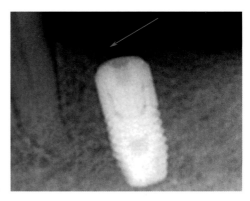

图4-2-5　封闭螺丝被骨组织阻挡(箭头示)

（七）选择愈合基台

取出封闭螺丝后，需要根据种植体的系统及型号，选择对应的愈合基台以塑形牙龈袖口。选择愈合基台需要注意四个方面（图 4-2-6）：①愈合基台不能过高而影响咬合；②不能挤压邻牙或侵犯邻牙牙周附着，距离邻牙至少 1~2mm；③愈合基台建议高出牙龈表面 1~2mm；④愈合基台颊舌侧距离预期种植修复体穿龈轮廓各约 1mm。为了满足以上要求，需要综合考虑种植位点的颊舌向及近远中向的牙龈宽度、穿龈袖口深度与𬌗龈距离，必要时适当调磨对颌牙及邻牙以让出空间。值得注意的是，刃状的牙槽嵴顶及牙龈常出现在后牙区，直观下此时牙龈的颊舌向宽度很窄，但实际上整个牙槽嵴的颊舌向宽度更大。此时选择基台的直径需要参考整个牙槽嵴的颊舌向宽度，而不仅仅是嵴顶牙龈的颊舌向宽度。否则，将导致所选择的愈合基台直径偏小，造成牙龈袖口没有被最大化撑开塑形，在最终戴牙时因软组织阻力过大而引起患者疼痛，或可能误导临床医师选择直径较小的最终修复基台，出现因强度不足而发生基台螺丝断裂等修复并发症。

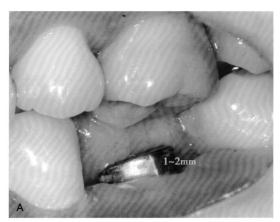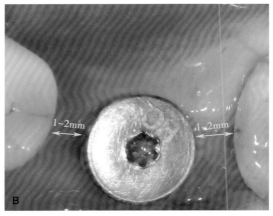

图 4-2-6　二期手术基台选择距离考量

A. 𬌗龈向　B. 近远中向

此外，不同植体系统的愈合基台设计不同，对于愈合基台的选择也有一定的考量。目前临床上常用的是平台转移种植体，这类植体的愈合基台主要有两类（图 4-2-7）：①锥形愈合基台；②下部锥形 + 上部圆柱形的愈合基台。对于锥形愈合基台，由于愈合基台顶端需要高出牙龈表面 1mm 左右，导致牙龈袖口被撑开的最大直径小于愈合基台直径。因此，在选择这类基台时需要综合考虑基台的高度和直径。例如，牙槽嵴颊舌向宽度为 6mm，袖口深度为 4mm，应该选择直径 6mm、高度 6mm 的愈合基台，而不是直径 4mm、高度 4mm 的愈合基台。对于下部锥形 + 上部

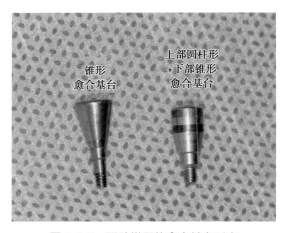

图 4-2-7　两种常用的愈合基台形态

圆柱形的愈合基台，通常其下方的锥形部分为高度固定的穿龈段，而上方的圆柱形部分用于撑开牙龈，较少存在上述锥形愈合基台所遇到的问题。只需要根据测量宽度确定合适的直径后，再选择该直径下高度

合适的愈合基台即可。

(八)愈合基台就位

选择合适的愈合基台后,需要将愈合基台在口内就位。完全就位基台是该步骤的重点。由于二期切口较小,就位愈合基台并拧紧的过程中,阻力可能会较大。若基台无法完全就位,则需要分析阻力的来源并加以解除。如果是软组织阻挡,拧紧基台时会有类似于加压橡胶圈的感觉,用力按压可使基台进一步往根方就位,放松则基台会往冠方"浮起";或是拧紧之后过一段时间,还能再次拧紧。此种阻力一般通过多次加压或者适当扩大切口即可解决。如果是骨组织阻力,拧紧基台时术者感觉到基台在原地打转,并且加力不能使基台继续向根方就位;或者术者感受到在扭入愈合基台时存在摩擦感,继续加大扭力时基台可进一步少量扭入,缺乏"瞬间拧紧"的手感。此时,需要结合根尖片判断是否有骨阻挡。如确实存在骨阻挡,则需要用挖匙或必要时使用小球钻去掉阻挡就位的牙槽骨,愈合基台方可完全就位。此外,愈合基台和种植体的型号不匹配,也会导致基台无法拧紧就位。

完全就位愈合基台之后,需要再次判断愈合基台的直径是否合适,以15分钟牙龈是否能恢复血供作为判断标准。若15分钟后牙龈颜色仍旧苍白,则表明愈合基台直径过大,基台两侧牙龈受到的压迫较重,需要更换为略小一号的愈合基台或进一步做辅助切口减轻软组织张力(图4-2-8)。

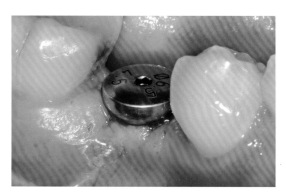

图 4-2-8　愈合基台周围牙龈压迫,
需更换更小直径的愈合基台

(九)缝合

常规二期手术一般采用微创的小切口,通常情况下不需要缝合。如果切口较大,常在基台近远中各做一针间断缝合即可。

(十)特殊二期手术

上述常规二期手术流程是针对一期手术时埋入愈合的种植体而言的。对于非埋入式愈合的种植体,也可能存在需要更换更大型号的愈合基台进行软组织成形的情况。

为了减少一期手术缝合时的软组织张力,以及尽量减少种植体在愈合阶段受到过大的作用力,部分临床医师会使用直径相对较小的愈合基台。而在取模前需要更换为直径更大、与最终修复基台直径更匹配的愈合基台。如果直接进行更换,种植位点局部的牙龈受压严重可能会引起患者剧烈疼痛。为避免此种情况,笔者建议在已有的穿龈袖口轮廓近远中进行局部浸润麻醉后,切开扩大穿龈袖口的近远中径,而后放入直径合适的愈合基台。

三、术后注意事项

常规二期手术的术后维护主要包括局部止血、术后用药及术后医嘱三方面。相比一期手术后的术后处理,常规二期术后患者的不适感、肿胀和感染的发生率较低,因此二期手术的术后维护程序也较简单。

（一）局部止血

常规二期手术后,伤口处使用无菌纱布或棉球进行局部压迫止血,并嘱患者自行咬纱布卷或棉球 30 分钟即可。

（二）术后用药

术后用药的主要目的是预防术后的并发症。术后用药开处方前,医师应注意确认患者用药过敏史、基础疾病等信息,以防患者过敏或出现药物相互作用的现象。

1. 抗菌药物　常规二期手术创口较小者,应使用西吡氯铵含漱液或其他抗菌含漱液。手术后创口较大的患者、植骨患者、放化疗患者,或患有糖尿病合并牙周炎的患者,术后 3 天应使用抗生素如阿莫西林或其他抗菌药物,并使用西吡氯铵含漱液或其他抗菌含漱液含漱。

2. 镇痛药物　若麻药过后患者感到伤口疼痛,则可使用镇痛药物。

（三）术后医嘱

1. 咬紧纱布卷约 30 分钟后吐出。

2. 术后 24 小时内可能有少许血丝随唾液流出。

3. 避免反复舔触创口,反复吸吮,翻开嘴唇观察和触摸创口。

4. 口腔卫生

（1）术后 24 小时内,术区勿刷牙,避免用力漱口及用力吐口水,可用漱口液轻轻含漱。术后 48 小时内可以用棉签轻轻清洁伤口。

（2）选择头小、毛软的牙刷,或者专业种植牙刷,刷牙时均匀轻力,将种植体周围牙龈及牙冠内外侧面、咬合面彻底清洁干净。

5. 术后 1 周内,减少剧烈运动（如游泳）。

6. 伤口避免咬合,2 周内勿戴过渡义齿,2 周后可戴用经过修整,内加软衬材料的暂时修复体。

7. 术区如出现局部红肿、流脓、流血不止,及全身发热等现象,应立即到医院就诊。

8. 饮食控制

（1）麻药效果过后（术后 1~2 小时）,方可进食,食物不宜过热、过硬,且避免用术区咀嚼。

（2）避免食用过硬（骨头、蟹壳、甘蔗、硬糖、坚果等）、过黏（软糖、口香糖等）、大块的食物。

（3）烟酒可致咳嗽、咳痰,影响手术切口的愈合,嗜好烟酒者应自觉戒烟或酒。

9. 复诊要求

（1）若二期手术进行了缝线操作,则术后 7~14 天复诊拆线。

（2）常规二期手术后 2~4 周,复诊取印模。

（3）愈合基台松脱或异常,应及时预约复诊。

10. 个性化指导

（1）指导纠正口腔不良习惯。

1）咬合不良:改正喜好咀嚼硬物等不良习惯。

2）夜磨牙:应坚持使用𬌗垫,避免局部应力过大。

（2）较年长患者需请家属陪同，协助执行和指导。

（3）因制作修复体空间不足需调磨邻牙及对颌牙者，调磨后牙齿会轻微酸痛、敏感，通常会在1周内慢慢消失。建议使用抗过敏牙膏减轻不适，且避免进食过冷过热等刺激性食物。

四、效果评估

评估伤口愈合可从患者主观描述及医师客观检查两方面进行。医师需结合这两方面的信息综合评判患者的伤口愈合是否良好，并为下一步取模做好准备。

伤口愈合良好时患者的主观描述为无不适感，如无肿痛、出血、流脓、瘙痒等。医师的专科检查则从观察牙龈状态开始，牙龈状态通常可从牙龈色、形、质三方面观察。牙龈颜色应为浅粉红色，质韧而不活动，探诊无出血或溢脓症状。基台与牙龈间贴合良好、清洁干净，卸下愈合基台后可见健康规则的穿龈袖口（图4-2-9）。若基台周围有较多食物残渣，则应进行口腔卫生宣教，并且应明确告知患者口腔卫生维护对于种植长期稳定的重要性。

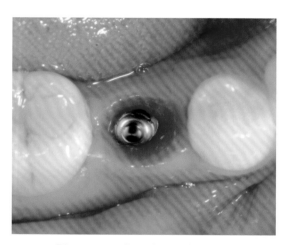

图4-2-9　二期手术牙龈愈合良好

伤口愈合不佳时，患者的主观描述可能为不适感，如肿痛、出血、流脓、瘙痒等。专科检查可能发现牙龈处于炎症状态。尚处于炎症时期的牙龈颜色为红色，形态肿胀，质地较脆，可能有探针出血或溢脓症状。另外，基台可能与牙龈间不密合，松动，并且基台周围食物残渣较多。

五、印模时机判断

软组织的愈合遵循凝血、炎症、增殖和重塑四阶段愈合模式（四阶段愈合过程时间为6~8周）（图4-2-10）。术后2周，软组织达到增殖阶段的峰值（此阶段包括纤维增生和血管生成的生理过程），并且为重塑阶段（此阶段为Ⅲ型胶原蛋白转化为Ⅰ型胶原蛋白，组织收缩及重塑的生理过程）的开始，此时穿龈袖口形态已基本稳定。

考虑到后牙区修复美学风险小，且多运用成品基台进行塑形，常规二期手术后可考虑在术后2周取印模。若二期手术后出现创口感染等并发症，或二期手术涉及软组织增量，口腔种植医师则可根据伤口实际愈合情况适当延长取印模时机，以确保穿龈袖口形态的稳定。在对个性化穿龈轮廓要求较高的区域，可考虑适当延长塑形时间至6周，以获得更为稳定的穿龈袖口形态。

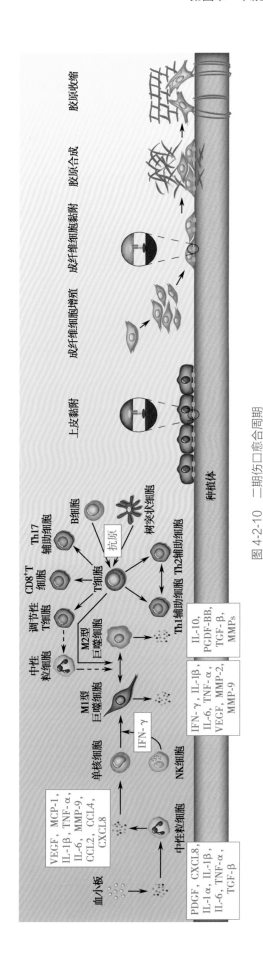

图 4-2-10 二期伤口愈合周期

第三节　二期手术同期软组织处理

健康的软组织可以抵御口腔内微生物、物理及化学刺激对种植体骨结合的侵害。然而。临床上牙缺失位点常伴有不同程度的软组织缺损或二期手术时愈合基台创口关闭不良等情况,轻则引发基台透色或龈乳头炎,重则可能导致基台暴露或感染导致骨吸收。本节主要根据软组织凹陷或缺陷程度,介绍偏腭/舌侧切口翻瓣术、U形瓣、腭侧带蒂半厚瓣颊侧插入技术、L形瓣等四个术式,以促进种植体周软组织轮廓重建或角化龈质量的改善。

一、偏腭/舌侧切口翻瓣术

当临床上出现患者种植位点骨组织完整且充足,缺牙区嵴顶附着龈宽度大于4mm,但颊侧的丰满度略有不足,或颊侧角化龈略有不足时,可采取的术式为偏腭/舌侧切口翻瓣术。其适用于上下颌所有的单颗后牙术区。

偏腭/舌侧切口翻瓣术的具体步骤为:术者需从各个角度观察定位封闭螺丝的位置(手术定位详见第四章第二节),以避免角度偏差导致的定位错误。定位封闭螺丝的位置后,将一字切口平行偏向腭/舌侧全厚切开牙龈,切口需要适当往近、远中方向延伸扩大,特别是对于薄龈型患者,否则有可能因为切口较小,在翻瓣时阻力过大而引起软组织的撕裂。需要注意的是,全厚切开牙龈后,使用牙龈分离器将颊侧牙龈全厚翻起,此时能够在直视下看到封闭螺丝,使用相对应系统的螺丝刀将封闭螺丝拧下。随后,连接合适的愈合基台。最后,间断缝合关闭创口。

此术式需注意,下颌后牙区的偏舌侧切口不能超过愈合基台的舌侧边缘,否则会导致创口无法关闭而需要增加转瓣等其他方式。而在上颌后牙区,腭侧存在大量附着龈,因此可以偏腭侧切开。操作时应注意保护近远中龈乳头。

二、U形瓣

当临床上出现患者种植位点骨组织完整且充足,但颊侧牙龈轻度凹陷、丰满度轻度不足时,可采取另一术式U形瓣。此术式是通过U形切口将封闭螺丝上方及腭/舌侧的黏膜去上皮后翻转,插入至颊侧黏膜与骨膜之间,恢复颊侧牙龈丰满度。因此,U形瓣仅适用于上下颌后牙术区角化龈有一定的厚度和宽度的情况。

U形瓣的具体步骤(图4-3-1):术者需从各个角度观察定位封闭螺丝的位置,以避免角度偏差导致的定位错误。定位封闭螺丝的位置后,于封闭螺丝偏腭/舌侧做一横行切口,并在此横行切口腭/舌侧近远中各做一条垂直切口(注意勿切至龈乳头),三条切口形成一U形切口,使蒂位于颊侧。全厚翻起U形瓣,去除U形瓣上皮,保留结缔组织,将此U形结缔组织瓣反折插入颊侧黏膜下。此时,可在直视下用相对应系统的螺丝刀拧下封闭螺丝,更换愈合基台,间断缝合关闭创口。此术式需注意,近远中所做的垂直切口需要保证距离邻牙至少有 1mm 的软组织,以保护龈乳头的生长。

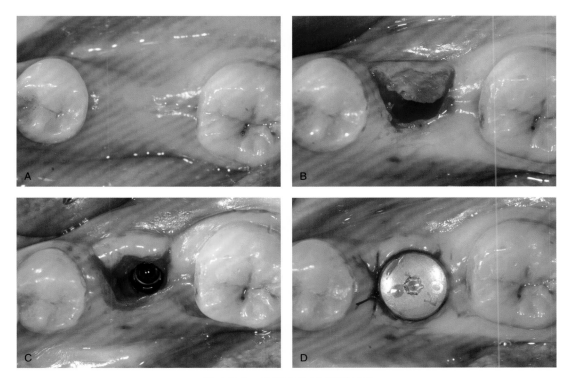

图 4-3-1 二期手术 U 形瓣示例

A. 术前种植位点颊侧丰满度不足 B. U 形切开并翻全厚黏骨膜瓣
C. 去上皮后将 U 形结缔组织瓣反折插入颊侧黏膜 D. 缝合关闭创口

三、腭侧带蒂半厚瓣颊侧插入技术

当临床上出现患者种植位点骨组织完整且充足,但颊侧牙龈明显凹陷,丰满度严重不足时,可采取的术式为腭侧带蒂半厚瓣颊侧插入技术。此术式是通过翻转腭侧去上皮后的黏膜,将其插入至颊侧黏膜与骨膜之间的步骤,以恢复颊侧牙龈丰满度。此术式翻瓣区域较 U 形瓣大,因此仅适用于上颌后牙术区角化龈有一定的厚度和宽度的情况。

腭侧带蒂半厚瓣颊侧插入技术的具体步骤:术者需从各个角度观察定位封闭螺丝的位置,以避免角度偏差导致的定位错误。定位封闭螺丝的位置后,于封闭螺丝偏腭侧做保护龈乳头的横行切口至黏膜下 1mm(注意不要切透骨膜),并在此横行切口腭侧近远中各做一个垂直切口(这两个垂直切口可向颊侧稍做延伸,以便于接下来将带蒂黏骨膜瓣卷入颊侧),长 5~10mm(注意不要切透骨膜)。锐性分离腭侧的浅层黏膜瓣,同时暴露黏骨膜。然后,于腭侧深层的黏骨膜做黏骨膜瓣切口(3 个切口),垂直切口方向平行于表层瓣切口,水平切口则位于浅层黏膜瓣和深层黏骨膜瓣的交界处。将黏骨膜瓣与骨面切透,离断,以获得带蒂的黏骨膜瓣。将带蒂黏骨膜瓣从腭侧翻转卷入颊侧,水平褥式缝合固定瓣。此时,可在直视下用相对应系统的螺丝刀拧下封闭螺丝,更换愈合基台。最后,间断缝合封闭创口。

此术式需注意,翻瓣术操作应当熟练精准,如果翻瓣不精准或缝合不当,可导致深层结缔组织过于紧张或松弛,从而引起血供不足、患者不适等并发症。

四、L 形瓣

当临床上出现患者种植位点骨组织完整且充足,愈合基台的近中或远中侧可以无张力缝合,但另一侧有缺隙不能关闭,或需要重建龈乳头高度时,可采取 L 形瓣。此术式将颊 / 舌腭侧部分角化龈通过旋转拉拢至近中或远中,填充邻牙与愈合基台之间的缺隙,部分重建龈乳头。因此,此术式仅适用于上下颌后牙术区角化龈有一定的宽度(最好在 4~5mm 以上)的情况。此外,牙龈生物型对 L 形瓣重建龈乳头高度的效果有着重要影响,厚龈型重建龈乳头效果较好,薄龈型重建效果较差。

L 形瓣的具体步骤为(图 4-3-2):术者需从各个角度观察定位封闭螺丝的位置,以避免角度偏差导致的定位错误。定位封闭螺丝的位置后,将一字切口平行偏向腭 / 舌侧全厚切开牙龈,切口需要适当往近、远中方向延伸扩大。若是近中缺隙不能关闭或近中需要重建龈乳头高度,则需将颊侧牙龈靠近远中处做一垂直切口,切口长度以能匹配愈合基台与邻牙的距离为宜。然后,沿此垂直切口根方止处做一横行切口,切口长度以能无张力拉至腭或舌侧关闭创口为宜。这 2 个切口共同构成了 L 形带蒂瓣。L 形瓣无张力拉至腭或舌侧,8 字缝合关闭创口。若是远中缺隙不能关闭或远中需要重建龈乳头高度,则切口与之相反,在此不再赘述。此术式需注意避免选择过粗的愈合基台,应保留足够的蒂部和避免张力。

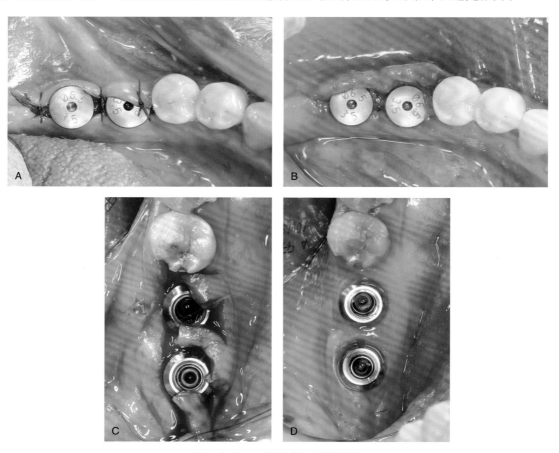

图 4-3-2　二期手术 L 形瓣示例

A. 常规二期手术近 / 远中缺隙不能关闭　B. 软组织愈合效果不佳
C. L 形黏骨膜瓣转瓣修复近远中软组织缺损　D. 软组织愈合效果良好

第四节　二期手术并发症

二期手术并发症是指在口腔种植二期手术过程中至二期手术后一段时间内，发生的口腔及相关组织器官的损伤、感染及不良反应。除了与患者全身健康状况及局部解剖因素相关，还与术者的手术操作技巧和临床经验有关。口腔医师应在开展二期手术前熟知种植相关并发症的特点，以预防并发症的发生。一旦发生并发症则应早期发现，准确诊断，及时救治。本节将对种植二期手术时常见的并发症及相应处理与预防方式分类介绍。

一、术中出血

(一)病因及临床表现

二期术中出血主要为软组织黏膜出血，术中伤及血管壁或者暴力翻瓣扯裂软组织导致血液流出，也可为术后切口稍大，术后没有进行缝线，而有渗血。另外，有可能由于患者存在未控制的高血压、患有影响凝血机制的疾病、服用影响凝血功能的药物等原因而存在出血不止的情况。

(二)处理

常规二期手术出血少，术中可通过吸引器吸取以确保术区视野清晰，接入愈合基台后压迫止血即可，必要时可延长观察时间。若损伤知名血管或观察到出血不止，则需要判断出血来源，依据出血原因选择对应工具迅速止血。软组织的静脉出血，可局部给予含有肾上腺素的浸润麻药并加压，也可采用血管钳钳夹止血、缝合止血或电凝止血。但常通过简单的压迫即可止血。一般压迫 5~10 分钟后，可使血管栓塞。

(三)预防

术前严格把握适应证，预防出血风险。软组织处理必须谨慎。翻瓣时骨膜分离器应紧贴骨面而不是在软组织内。吸引器操作时需对向骨面而背向软组织。组织瓣复位后需压迫创面数分钟，以减少组织瓣下的血凝块厚度并确保出血停止。这些皆可预防或减少瘀斑及血肿的形成。术后局部冷敷可减少出血。

二、误吞、误吸

(一)病因及临床表现

根据异物位置可将口腔器械意外吞入分为误吞和误吸两种。通常误吞的器械中 80.0%~98.8% 的病例可通过肠道自然排出，但也有发生消化道穿孔、消化道出血、消化道溃疡和消化道脓肿等严重并发症的情况。通常误吸后患者可有明显的咳嗽，但需要特别注意的是，有少数患者误吸器械或种植部件进入气管后，并未出现明显的咳嗽表现。

(二)处理

当器械掉落时，须立即停止口腔种植治疗，若仅仅掉入口内，术者操作手不要离开患者口腔，以阻止其吞咽动作。助手可使用强吸引器吸取掉落的器械;或嘱患者呈直立坐位且低头,让其自己吐出。若确认掉落,须放平椅位,防止异物进一步下行而引起呼吸道或消化道损伤,密切关注患者的生命体征,借助影像学手段确定异物位置,及时就诊相应专科将异物取出。

(三)预防

术前告知患者可能会出现小配件掉落于口腔中,注意避免吞咽。口腔种植医师应熟练应用器械,注意避免疲劳手术,术中确认配件安装到位。在不影响手术的前提下,经验较少的医师可用无菌丝线协助捆绑器械末端防止滑脱,或先将纱布置于患者口腔内,一旦在术中出现器物脱落,可不致其误入气管或食管,也较易取出。正确调整体位,即上颌𬌗平面与地面成45°,下颌𬌗平面与地面平行,口腔与肘部位于同一水平线,必要时可以让患者头侧位,以防止大张口时小器械直接掉进咽喉部。助手也应密切关注术区,吸唾器避免太靠近舌根部,以免引起咽反射。若发现器械坠入口腔,可及时用强吸管吸出。

三、疼痛

(一)病因及临床表现

二期术后疼痛一般是软组织伤口疼痛,也可为愈合基台直径太大,牙龈袖口未充分减张而引起的疼痛。一般1~3天可以逐渐减轻。辛辣、刺激性食物刺激伤口可加剧疼痛,冰敷可缓解。

(二)处理

止痛药同一期手术后用药,按需给药,多数经微创处理的患者可以不用药。若用药,则需要注意,术后用药开处方前,应确认患者用药过敏史、基础疾病等信息,以防患者过敏或出现药物相互作用的现象。术后48小时内冷敷,以减少渗出液和缓解疼痛。忌食过硬、辛辣和刺激性食物,以免刺激伤口。注意口腔卫生,饭后及时漱口,每天使用漱口水含漱数次,以预防感染引起的疼痛。疼痛应逐步好转,若术后3~5天术区再次出现疼痛,可能为局部感染,应及时复诊并对症处理。

(三)预防

术者应熟悉种植体位置,尽量减小二期手术切开黏膜的范围。选择合适直径和高度的愈合基台,软组织充分减张。术中注意无菌原则,预防感染。

四、术后感染

(一)病因及临床表现

二期术后感染主要为软组织的炎症,由细菌、病毒或某些微生物入侵所致。若感染持续,可能导致骨组织炎症,不利于种植体的长期稳定(图4-4-1)。术后感染的病因有:污染、软组织内的残留异物、邻近牙的牙周感染、重复使用未彻底清洁的愈合基台等。感染可能表现为渗出、渗血、组织肿胀、疼痛、瘘管等。

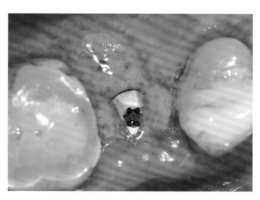

图4-4-1 二期手术后感染,软组织愈合不佳

（二）处理

二期术后感染应及时口服广谱抗生素进行抗感染治疗，若有脓肿形成则应及时切开引流，并用过氧化氢溶液、生理盐水冲洗。嘱患者以含氯己定、西吡氯铵等抗感染药物的漱口水含漱。

（三）预防

术中应无菌操作，彻底清除并冲洗，严密消毒所用器械及材料，避免重复使用愈合基台。相邻的牙齿如果有病变（如慢性根尖周炎、牙周炎等）时，应先治疗控制炎症后，才能进行二期手术，以免邻近牙齿的炎症导致种植体周炎。

五、牙龈炎症

（一）病因及临床表现

与创口感染不同，牙龈炎症可能是由于患者不敢刷愈合基台，导致菌斑堆积甚至形成牙石而刺激牙龈造成，二期术后早期即可出现（图 4-4-2）。

（二）处理

卸下愈合基台，清洁、消毒愈合基台。刮除牙石，过氧化氢和生理盐水充分交替冲洗。坚持严格的口腔护理，定期复查与维护。

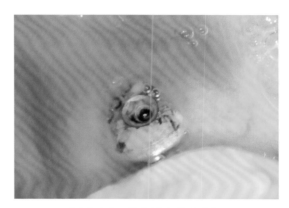

图 4-4-2　愈合基台菌斑堆积

（三）预防

关键在于控制菌斑，措施包括：学会正确的刷牙方法，二期手术时骨结合已完成，愈合基台周围可以进行充分刷洗。使用牙间隙刷、冲牙器进行清洁。饭后漱口，保证良好的休息。

六、创口开裂

（一）病因及临床表现

感染、缝合不佳、组织瓣张力过大以及组织瓣的设计不合理等可致伤口裂开，一般二期手术极少出现。沿缝合口出现的感染可能是由于污染、滞留缝线以及愈合基台松动。伤口裂开可影响牙龈袖口形成，引起种植体周感染。

（二）处理

当伤口裂开出现在术后 24~48 小时，且裂开较小时，可立即重新缝合。若裂开较大（2~3mm）或时间已超过 48 小时，由于此时局部组织已有炎症，且较为松脆，再次缝合效果不好。这种情况时伤口可不用进行外科处理，嘱患者每天或隔天复诊进行冲洗。嘱患者用漱口水进行清洁。通常，伤口可完全愈合或骨面处愈合，仅在愈合基台处少许暴露。

（三）预防

术中应合理设计软组织切口，选取合适的种植体及配件尺寸。缝合时需注意对软组织瓣进行减张，选用合适的缝合术式，勿拉拢过紧。尽量减少对创区的压迫或碰撞。术后保持口腔卫生，使用漱口水漱口。

七、愈合基台脱落

（一）病因及临床表现

愈合基台松动或脱落的主要原因为未完全就位,常导致愈合基台袖口组织迅速收紧,肩台上方软组织愈合不良,假性愈合伴感染。可能的原因有:种植体系统工艺设计与精度不高,基台扭力、锁紧力控制不到位,咀嚼力过大,重复多次使用愈合基台导致金属疲劳。

（二）处理

在发生基台松脱后患者要及时就诊,医师应及时进行处理。主要处理措施有:重置基台、高频电刀修整、再次二期手术、视情况更换新基台、注重扭力控制、去除应力集中点以避免咬合创伤、改变口腔保健方法与咀嚼习惯等。

（三）预防

确保愈合基台正确及充分就位。

八、牙龈覆盖

（一）病因及临床表现

牙龈覆盖可能表现为愈合基台周围软组织充血、水肿、增生或肉芽组织形成(图 4-4-3)。可能的原因有:愈合基台的宽度与高度选择不当;软组织过厚,未适当修整;愈合基台表面粗糙,引起菌斑沉积;结构设计不当长期刺激黏膜。

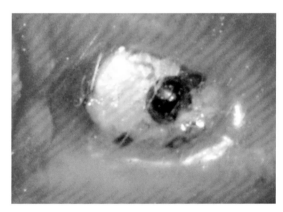

图 4-4-3 愈合基台牙龈覆盖

（二）处理

一旦发现局部软组织增生,应分析软组织增生原因,卸下愈合基台,清洁基台的穿龈部分,或者更换合适的愈合基台。必要时做外科手术切除修整,角化龈厚度至少保留 2mm。坚持严格的口腔护理,定期复查与维护。嘱患者戒烟。

（三）预防

关键在于预防种植体周围组织炎症感染的发生,主要是控制菌斑。措施包括:保证种植体周围有一定数量的角化附着龈,控制种植体"袖口"深度,保证周围余留天然牙的牙周健康。

参考文献

[1] 宿玉成. 口腔种植学. 2 版. 北京: 人民卫生出版社, 2014.
[2] 满毅. 口腔种植的精准二期手术和取模技巧. 北京: 人民卫生出版社, 2020.
[3] 宫苹. 口腔种植学. 北京: 人民卫生出版社, 2020.
[4] URS C. BELSER, DANIEL BUSER, CHRISTOPH HÄMMERLE, et al. ITI treatment guide volume 1:

implant therapy in the esthetic zone—single-tooth replacements. Berlin: Quintessence Publishing, 2006.

［5］　MARIO ROCCUZZO, ANTON SCULEAN. ITI treatment guide volume 12: peri-implant soft-tissue integration and management. Berlin: Quintessence Publishing, 2021.

［6］　BERGLUNDH T, ARMITAGE G, ARAUJO M G, et al. Peri-implant diseases and conditions: consensus report of workgroup 4 of the 2017 world workshop on the classification of periodontal and peri-Implant diseases and conditions. Journal of periodontology, 2018, 89: S313-S318.

［7］　ABBOU M. Stage-two surgery for dental implants: overview and relevance of advanced procedures. Journal of Clinical Research in Dentistry, 2020, 3 (2): 1-5.

［8］　CHO Y D, KIM K H, LEE Y M, et al. Periodontal wound healing and tissue regeneration: a narrative review. Pharmaceuticals, 2021, 14 (5): 456.

［9］　陈江. 口腔种植的风险防范. 北京: 人民军医出版社, 2015.

第五章

单颗后牙种植印模与种植修复设计

5

精确的种植印模与良好的种植修复设计是保障修复成功的重要前提。分析临床上出现戴牙困难或需要重新工作的病例时,发现绝大多数问题源于种植印模误差,基台选择不当以及医患沟通不畅等因素,这些情况通常发生在种植印模和修复设计阶段。因此,本章将对种植印模与种植修复设计的决策流程及操作要点进行详细阐述。

种植印模通常在种植二期手术后 2~4 周进行。对于在种植一期穿龈愈合的种植体,种植术后 3~4 个月完成种植体稳定性评估后,则可直接开始种植印模的制取。种植印模与天然牙印模存在很大区别,不仅需要复制口内软硬组织的位置及解剖形态,还需要借助印模配件精确获取种植体或基台的位置、方向等信息。针对不同的临床情况,合适的种植印模方式不尽相同。因此,本章阐述常见的种植印模方式及其选择,总结各种印模方式的临床操作流程及要点,介绍初学者容易遇到的问题及其处理。

尽管在种植方案设计环节,已经进行了初步的种植修复设计,但是在准确获取口内模型后,口腔种植医师还需要评估种植体的实际三维位置与当前周围软硬组织的情况,从而确认或调整最终修复设计。在这一阶段需要考量的因素包括:基台的选择、咬合的合理设计、冠修复材料的选择。随后,医师通过模型与设计单将上述信息准确地传达给技师,由技师进行牙冠的个性化制作。上述内容将在本章第三节到第六节中详细阐述。

第一节 常见印模方式及其选择

种植印模可分为传统印模和数字化印模两大类。传统印模需借助转移杆和替代体等印模配件来准确转移种植体或基台的三维位置与方向。不同种植系统印模配件的设计理念不尽相同,充分理解特定系统中转移杆等印模配件的设计原理,有助于提高印模精度。随着数字化技术的发展,通过光学扫描可便捷获取种植体的三维位置、方向及口腔软硬组织的表面信息,基于该原理的印模方式称为数字化印模,已成为目前种植印模的常规方式之一。

一、传统印模

传统印模需使用印模托盘、硅橡胶等印模材料,以及转移杆和替代体等印模配件。根据印模目的与转移平台信息,分为种植体水平印模和基台水平印模。根据取模方式分为闭窗式印模和开窗式印模。传统印模在临床上已应用多年,是成熟稳定的种植印模方式,但由于印模材料的硬固特性,在部分临床情况下(如倒凹较大、咽反射亢进等),其应用受到限制。

（一）根据印模目的与转移平台信息的不同进行分类

1. 种植体水平印模 种植体水平印模通过选择适配种植体的转移杆和替代体,将口内种植体平台位置和种植体轴向复制到工作模型上。这种方法允许技师调改基台,可通过调改基台获得比较理想的穿龈袖口,适用于大部分单颗后牙印模和需要使用角度基台的病例。

2. 基台水平印模 基台水平印模通过选择适配基台的转移杆和替代体,将口内基台平台位置和种植体轴向复制到工作模型上。这种方法要求印模前在口内种植体上安装基台并紧固,因此这一印模方式需要临床医师在印模前固定基台,适用于无需调改基台的病例。当种植体穿龈深度较大时,使用基台水平印模可增加转移杆在印模材料中的固位深度,提高印模精度。

（二）根据印模配件及操作流程的不同进行分类

1. 闭窗式印模 闭窗式转移杆带有抗旋结构,通过固定螺丝拧紧于种植体上。托盘无需开窗,印模完成后,需将转移杆从患者口内取出,连接替代体后重新插入印模材料内。闭窗印模法临床操作方便快捷,对患者开口度要求相对较低,是单颗后牙种植修复最常使用的印模方法。然而,其准确性易受多种因素影响,包括转移杆在口内的准确就位、转移杆在印模材料中的稳定性、转移杆在阴模中的准确就位等。

2. 开窗式印模 开窗式印模的转移杆具有位置较高且锐利的沟槽及倒凹,这是为了将转移杆固定在印模材料中。托盘需开窗,使转移杆头部能从印模材料中穿出。印模取出时,先将转移杆的螺丝旋松,解除转移杆与种植体的连接,脱模时将转移杆和印模一并取出,在口外连接替代体。开窗式印模精准性较高,但操作复杂,要求患者开口度较大,尤其适用于以下情况:①穿龈较深的种植体,即使用长规格闭窗转移杆仍不足以在阴模中获得良好的稳定性;②多牙缺失,特别是种植体植入角度平行度不佳或种植体与邻牙存在夹角等情况。单颗后牙种植一般在穿龈较深时使用开窗式印模。

二、数字化印模

传统印模方式在临床上广泛应用,但仍存在一些缺点,如印模、模型灌注、牙冠制作过程中易产生误差而导致牙冠制作不准确;印模材料进入倒凹时不易取出,可能诱发患者咽反射等。因此,数字化种植印模技术在临床的应用日益广泛。数字化印模不再使用传统的转移杆、替代体、印模材料和石膏模型灌注,而是将专用扫描杆在口内与种植体连接,通过采集三维数据获取种植体的三维空间位置、软硬组织信息以及与邻牙、对颌牙的位置关系,在软件中设计最终修复体。数字化印模适用于大部分单颗后牙印模,尤其传统印模中因咽反射、松动牙、倒凹等原因难以取得较准确阴模的情况。然而,对于穿龈较深的种植体,因扫描杆无法暴露足够的特征点供扫描头识别,故难以取得理想的数字化印模信息。

三、印模方式选择的临床考量

种植印模方式的选择需结合临床实际情况。影响种植印模的准确性和可操作性的因素是:①倒凹对印模脱位的影响;②种植体穿龈深度对转移杆固位的影响;③患者开口度对印模及托盘就位和脱位的影响;④咽反射对患者舒适度和配合程度的影响;⑤松动牙易在印模脱位时受损。印模方式选择的临床考量要点如表 5-1-1 所示。

表 5-1-1　印模方式选择的临床考量要点

印模种类	倒凹情况	穿龈深度	开口度	咽反射	松动牙
种植体水平闭窗式印模	倒凹较大时脱位困难	穿龈深度较大时转移杆固位结构暴露不足	开口度要求中等	对咽反射刺激较大	可能损伤松动牙
种植体水平开窗式印模	倒凹较大时脱位困难	转移杆固位结构暴露充分	开口度要求较大	对咽反射刺激较大	可能损伤松动牙
基台水平印模	倒凹较大时脱位困难	适用于穿龈深度过深时	开口度要求中等	对咽反射刺激较大	可能损伤松动牙
数字化印模	受倒凹影响较小	扫描杆特征信息暴露程度受穿龈深度影响	开口度要求较小	对咽反射刺激较小	对松动牙基本无损伤

综合以上考量,单颗后牙种植印模常规优选种植体水平闭窗式印模或数字化印模。患者口内倒凹较大(牙列拥挤无共同脱位道、邻牙存在楔缺或龋洞、正畸托槽附件、黑三角等)、牙齿松动度较大、咽反射敏感时,优选数字化印模。开口度较小时,可以选择数字化印模或闭窗式印模,若开口度很小,则优选数字化印模。穿龈深度较大时,优选开窗式印模。若开窗式印模杆仍然存在固位结构暴露不足,或由于开口度较小等原因导致开窗式印模不适用时,可以考虑口内连接最终基台,进行基台水平印模。

第二节　印模临床操作流程

种植体印模流程涉及多种配件和材料的使用,虽然不同种植系统的印模方法的基本原则和目的相似,但因配件、材料设计不同,具体的操作细节会有所差异。因此,口腔种植医师需重视和理解不同印模配件的设计原理。需要强调的是,种植印模的制取过程中,穿龈袖口处于暴露状态,操作者需特别注意保持其相对无菌,以降低种植体周黏膜炎的风险。

一、印模前的准备工作

种植印模通常在种植二期手术后 2~4 周进行。对于种植一期穿龈愈合的种植体,在完成种植体稳定性评估(详见第四章)后进行种植印模的制取。印模前需首先检查患者的口腔卫生状况,若存在明显的牙石、软垢,需进行洁牙,并加强口腔卫生宣教。随后,评估种植体周围软组织的愈合情况,以确保软组织无红肿、溢脓、瘘管等炎症表现,并确认穿龈袖口与最终修复体所需袖口相匹配。再次确认邻牙与对颌牙是否存在倾斜或伸长,修复空间是否充足(评估标准及处理详见第二章第一节)。

二、闭窗式印模临床操作流程及要点

1. **物品准备**　口镜、镊子、探针、螺丝刀、闭窗式转移杆、替代体、印模帽、5mL 冲洗器(无菌生理盐水)、托盘(建议使用塑料托盘)、硅橡胶/聚醚、计时器、藻酸盐、咬合硅橡胶/蜡片、人工牙龈、酒精棉球(图 5-2-1)。

2. **取下愈合基台**　彻底冲洗清洁穿龈袖口及种植体连接结构内部,使用酒精棉球消毒取下的愈合基台,去除可能存在的软垢和菌斑。

3. **连接转移杆**　将转移杆就位于种植体内,并在其初步就位后稍旋转,当转移杆内部抗旋结构与种植体内匹配时(如十字锁合结构),转移杆可进一步准确就位并深入种植体内部,此时旋转转移杆无明显动度,术者一手固定转移杆,另一手旋紧螺丝。骨水平闭窗转移杆在口内需确保其侧面面向近远中,且抗旋部分暴露充分。若暴露不足,转移杆可能无法在印模中取得足够的稳定性,影响模型的准确性,此时需使用开窗式印模。转移杆连接完成后,就位印模帽,听到"咔哒"声提示印模帽正确就位(图 5-2-2)。

4. **填塞较大的倒凹**　若存在牙齿松动、牙龈退缩形成黑三角等倒凹较大的情况,需使用棉球填充倒凹,避免印模材料完全固化后托盘取出困难。

5. **试托盘**　确认托盘大小合适,不压迫患者软硬组织,能够顺利就位。

6. **口内印模**　吹干血液、唾液,用印模材料输送器在转移杆周围及牙面上注入印模材料,将盛有印模材料的托盘就位于口内,进行必要的肌功能整塑(图 5-2-3)。印模时间因印模材料不同而有所差别。

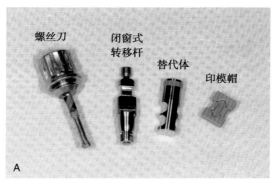

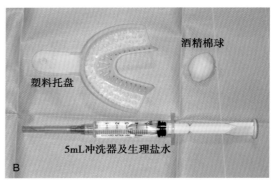

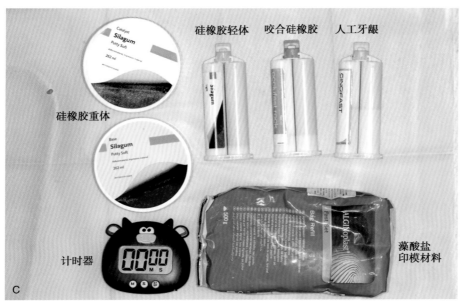

图 5-2-1　闭窗式印模物品准备
A. 闭窗式印模配件　B. 冲洗材料和印模托盘　C. 取模耗材

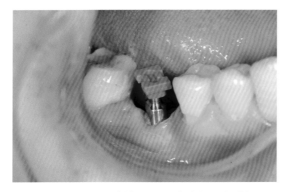

图 5-2-2　口内连接闭窗式转移杆及印模帽

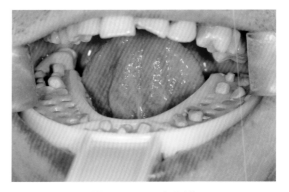

图 5-2-3　口内印模

7. 取下托盘,重新安装愈合基台　确认印模(图 5-2-4)材料完全硬固后自口内取下托盘,此时印模帽随印模材料一同取出,自口内取下转移杆,充分冲洗穿龈袖口,重新安装清洁消毒后的愈合基台。

8. 口外连接转移杆与替代体　将取下的转移杆与替代体连接,替代体必须精准地与转移杆的固位结构对准,保证连接准确后再拧紧,将转移杆就位于印模内的印模帽中,一般有明显的咔哒声或者卡入感时提示转移杆已正确就位(图 5-2-5)。

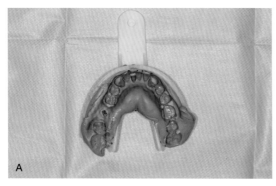
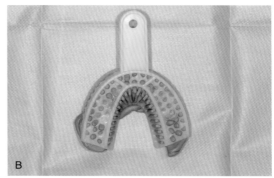

图 5-2-4　闭窗式印模硅橡胶模型

A.闭窗式印模托盘牙列观　B.闭窗式印模托盘背面观

9. 印模质量控制　在进行印模质检时,良好的印模应达到以下要求:①印模材料与托盘间无脱模现象;②转移杆在印模材料中稳定性好,无松动、旋转或移位;③印模无变形、气泡,有适当的边缘扩展;④牙体形态及种植体周围软组织形态清晰。

10. 制作人工牙龈　确认印模通过质检后,在印模上的人工牙龈注射区域涂抹分离剂,以便人工牙龈硬固后与转移杆和替代体分离。注射人工牙龈材料时,高度需至替代体标识线,近远中不进入邻牙阴模区域,唇舌向覆盖

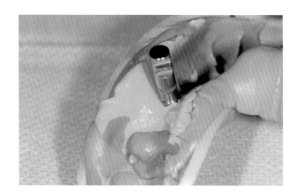

图 5-2-5　转移杆与替代体连接后就位于硅橡胶印模

牙槽嵴顶区,形成根方向着冠方膨大的形态,方便技师制作修复体时无损取下,且边缘需形成一定的厚度。

11. 制取非工作侧印模　使用藻酸盐印模材料取非工作侧印模,注意须清晰复制缺牙区对颌牙的𬌗面形态。

12. 记录咬合关系　检查患者的咬合情况,对于咬合稳定的非游离端单颗后牙缺失者,无需记录咬合,仅靠模型牙列信息即可准确反映咬合。对于咬合不稳定或游离缺失第二磨牙的患者,建议使用硅橡胶或蜡片记录咬合。记录咬合关系后,建议将硅橡胶或蜡片戴回患者口内,检查牙尖交错位时上下颌牙列是否广泛接触,咬合是否与之前一致。

三、开窗式印模临床操作流程及要点

1. 物品准备　口镜、镊子、探针、螺丝刀、开窗式转移杆、替代体、印模帽、5mL 冲洗器(无菌生理盐水)、开窗托盘(个性化托盘或开窗的塑料托盘)、血管钳、人工牙龈、酒精棉球、硅橡胶/聚醚、计时器、藻酸盐、咬合硅橡胶/蜡片(图 5-2-6)。

2. 取下愈合基台　彻底冲洗清洁穿龈袖口及种植体连接结构内部,使用酒精棉球消毒取下的愈合基台,去除可能存在的软垢和菌斑。

3. 连接转移杆　将转移杆准确就位于种植体内,就位方法及标准同闭窗式印模(图 5-2-7)。使用蜡片或棉球填充开窗转移杆的螺丝孔,减少印模材料的进入。

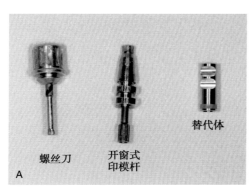
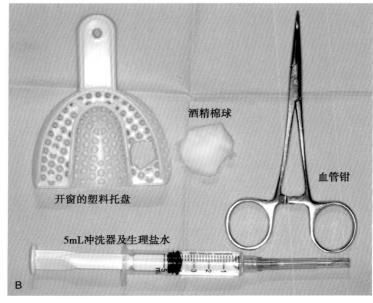

图 5-2-6 开窗式印模物品准备
A. 开窗式印模配件 B. 冲洗材料和印模托盘

4. 填塞较大的倒凹 若存在牙齿松动、牙龈退缩形成黑三角等倒凹较大的情况,需使用棉球填充倒凹,避免印模材料完全固化后托盘取出困难。

5. 试托盘 制作个性化开窗托盘,或使用成品塑料托盘,磨除缺失牙位置所在的托盘底座,适当延伸至邻牙。开窗托盘需在口内确认转移杆能从托盘窗口穿出,托盘大小合适,无压迫患者软硬组织,且能够顺利就位。

6. 口内印模 吹干血液、唾液,用印模材料输送器在转移杆周围及牙面上注入印模材料,将盛有印模材料的托盘就位于口内(图 5-2-8)。在印模材料未硬固前迅速准确暴露转移杆的螺丝口及至少 2mm 的固定螺丝,去除螺丝口中物体。如无法找到固定螺丝,建议趁材料未硬固前取出托盘及材料,避免材料完全硬固后无法取出。印模时间同闭窗式印模。

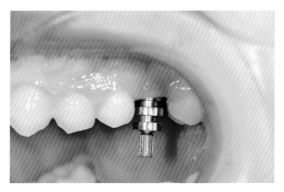
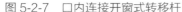

图 5-2-7 口内连接开窗式转移杆

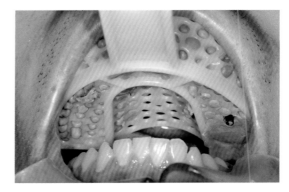

图 5-2-8 口内印模

7. 取下托盘、重新安装愈合基台 确认印模材料(图 5-2-9)基本硬固后,用螺丝刀拧松固定螺丝。若因印模材料进入螺丝孔而无法放入螺丝刀时,则需使用血管钳钳住固定螺丝暴露部分,旋转固定螺丝将其拧松。确认固定螺丝松脱后,自口内取下托盘,此时转移杆随印模材料一同取出,充分清洗穿龈袖口,重新安装消毒后的愈合基台。

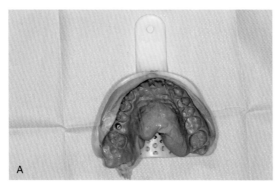
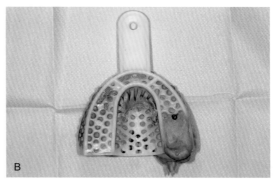

图 5-2-9　开窗式印模硅橡胶模型

A. 开窗式印模托盘牙列观　B. 开窗式印模托盘背面观

8. 口外连接转移杆与替代体　将替代体与印模中的转移杆连接,替代体必须精准地与转移杆的沟槽对准,保证连接准确后再拧紧,注意用力不得过大,防止转移杆移位(图 5-2-10)。

9. 印模质量控制　印模质检的标准同闭窗式印模。

10. 制作人工牙龈　人工牙龈的制作方法同闭窗式印模。

11. 制取非工作侧印模　藻酸盐印模材料制取非工作侧印模,注意需清晰复制缺牙区对颌牙的𬌗面形态。

12. 记录咬合关系　同闭窗式印模。

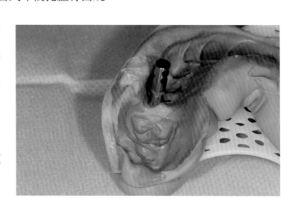

图 5-2-10　转移杆与替代体连接后
就位于硅橡胶模型

四、数字化印模临床操作流程及要点

1. 物品准备　配套数字化扫描杆(表面应无明显刮痕或损坏)、口腔扫描仪、灭菌后的扫描头、螺丝刀、5mL 冲洗器(无菌生理盐水)、酒精棉球。

2. 建档　开启口扫仪及软件,输入患者姓名、修复牙位、修复体类型等基本信息。

3. 取下愈合基台　彻底冲洗清洁穿龈袖口及种植体连接结构内部,使用酒精棉球消毒取下的愈合基台,去除可能存在的软垢和菌斑。

4. 连接数字化扫描杆　使用螺丝刀将数字化扫描杆手动拧入种植体,确保准确就位,准确就位的扫描杆不应有任何动度(图 5-2-11)。注意扫描杆需暴露特定特征信息才能被识别。

5. 数字化扫描前期准备

(1)调整椅位:患者头部与操作者心脏水平平齐。操作者体位可根据扫描牙位而变化,通常位于患者头部 7~9 点方向,便于观察口内情况。显示器应放置在患者头部 1~3

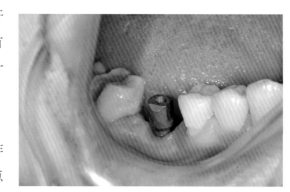

图 5-2-11　数字化扫描杆口内就位

点方向,便于术者直视显示器。

(2)关闭牙椅灯光,避免影响口扫仪的扫描精度。

6. 扫描工作颌　吹干或擦净唾液和血液,扫描时应避开舌、唇、颊等软组织干扰,按顺序及区域扫描牙列及穿龈袖口。单颌扫描张数尽量不要超过1 500张,避免数据过大导致计算机卡顿,影响数据精准度。扫描头与牙齿保持0~5mm距离,镜头不接触患者牙齿。扫描时尽量缓慢平稳有序地移动扫描头。

7. 连接扫描杆,再次扫描种植区　将工作颌口扫模型中的种植区域抠除,连接转移杆,重点扫描种植区,将扫描杆、穿龈袖口、邻牙邻面及对颌牙的特征信息扫描完整。

8. 扫描对颌　扫描顺序及方法同工作颌。

9. 扫描咬合　嘱患者吞口水咬后牙,重复多次获取稳定的牙尖交错位,在后牙区扫描患者的牙尖交错𬌗。

10. 口扫模型质量控制　数据模型修整,去除多余扫描区域。在进行口扫模型质量控制时,良好的口扫数据应达到以下要求:①扫描杆及其邻近组织扫描完整;②不存在模型错层、形变等情况;③扫描杆、牙体和软组织形态与口内一致;④咬合情况与口内一致(图5-2-12)。

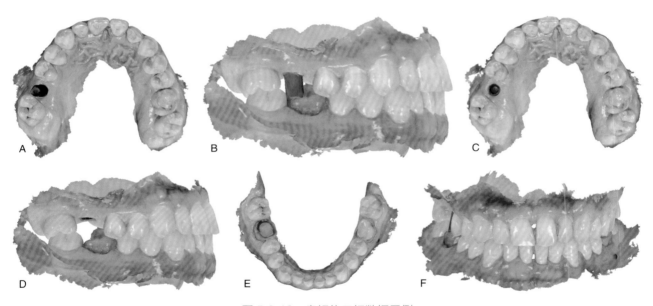

图5-2-12　良好的口扫数据示例
A.数字化扫描杆𬌗面观　B.数字化扫描杆牙列咬合右侧颊面观　C.未连接扫描杆𬌗面观
D.未连接数字化扫描杆牙列咬合右侧颊面观　E.对颌牙𬌗面观　F.上下颌牙咬合正面观

五、比色

制取印模后,临床医师需要根据不同患者的口内余留牙颜色,为其选择最合适的修复体颜色,使最终修复体的颜色与余留牙协调一致。本书仅阐述与单颗后牙临床诊疗密切相关的临床比色操作要点,详细的比色理论基础在此不赘述。

单颗后牙种植中比色的临床操作要点总结如下。

1. 光源的选择　为了准确地传递比色信息,理论上临床医师与技师需使用相同光谱及亮度的标准光源。自然光的光谱分布均匀,适宜作为比色的标准光源,尤其是晴天中午的非直射光,但光线并非越强越好,过强容易导致视觉疲劳及造成明度误判。

2. 被比色牙的处理   比色前,针对被比色牙应进行一定处理,应清除选色区牙齿的牙菌斑、色素、残留物等附着物,必要时使用橡皮杯清洁,并保持牙体湿润。

3. 观察者的准备   避免观察者视觉疲劳,去除可能影响比色的背景,如化妆品、饰品等。

4. 比色板的合理选择   氧化锆全锆修复体(无饰瓷)、二硅酸锂玻璃陶瓷修复体的比色需选择与瓷块颜色系统匹配的比色板,而烤瓷修复体、含饰瓷全瓷修复体的比色需选用与饰瓷颜色系统匹配的比色板。

5. 重视患者心理因素   在比色过程中,口腔种植医师应给患者提供专业的颜色选择建议,最终尽量尊重患者的主观选择。比色时,建议再次告知患者修复体𬌗面螺丝孔需用复合树脂充填,其颜色可能与修复体颜色存在差异,以避免因𬌗面螺丝孔颜色的差异导致返工。

六、灌模、石膏模型的质控

硅橡胶印模制备完成30~60分钟后,方可灌注模型。常规灌注石膏模型,待石膏完全硬固后,闭窗式印模法可直接分离印模和石膏模型。开窗式印模法需先拧松固定螺丝,再分离印模和石膏模型。良好、准确的石膏模型应达到以下要求(图 5-2-13)。

1. 模型精度足够,无变形和缺损,牙列及周围组织信息完整。

2. 种植体位置、角度与口内基本一致。

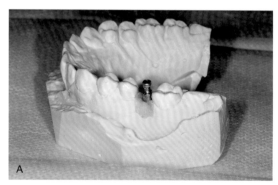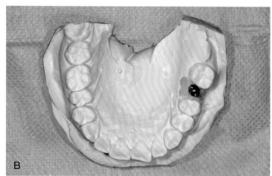

图 5-2-13   标准石膏模型照片
A. 正面观   B. 𬌗面观

第三节   基台选择

种植体上部基台是指二段式种植系统中,固定于种植体上端,并穿出牙龈暴露于口腔中,相当于常规修复中的基牙预备体的部分,为修复体提供支撑和固位作用的种植体部件。基台包括三部分结构:①在种植体内固定,抗基台旋转部分;②通过牙龈软组织的穿龈部分;③暴露在口腔中,与修复体相连接,支持固位的部分。

为适应临床修复设计的需求,种植厂商提供各种类型、尺寸的种植体上部基台。根据义齿固位形式的不同,设计了粘接固位和螺丝固位基台,其中不仅包含常规的预成基台,也有特殊病例中供技师自行加工的可铸基台和计算机辅助设计的个性化基台。根据种植体直径的不同,设计了不同的接口直径。根据牙龈深度的不同,设计了不同的穿龈高度。根据穿龈袖口直径及垂直修复空间的不同,设计了不同的基台直径和基台高度。根据种植体位置与轴向的不同,设计了直基台和角度基台。根据抗基台旋转及抗修复体旋转的需求,设计了特定的抗基台旋转方式及抗修复体旋转结构。基台选择的内涵,即选择合适的基台固位形式、接口直径、穿龈高度、基台直径、基台高度、角度、抗旋结构等,以满足后续修复体设计制作的需要。本节以 2 种种植体系统为例,介绍常见的基台类型及尺寸,并总结基台选择的临床考量。

一、常用基台介绍

(一) A 种植系统骨水平种植体冠用基台

1. 粘接基台(图 5-3-1) 用于粘接固位的预成基台,可用于制作全瓷冠或结合塑料基底用于烤瓷冠的制作,常用于后牙功能区单冠修复。可根据种植体直径不同,有 NC 与 RC 两种种植体接口。根据穿龈袖口宽度不同,有 3.5mm、5mm 和 6.5mm 三种不同基台直径(D)。根据牙龈深度不同,有 1mm、2mm 和 3mm 三种穿龈高度(GH)。根据殆龈距不同,有 4mm 和 5.5mm 两种基台高度(AH)。需注意的是,粘接基台的轴壁及粘接边缘不可调磨,高度可调磨,为保证修复体的稳固性,基台的粘接高度需保证至少 4mm。其通过十字锁合设计抗基台旋转,通过锥柱状轴面上的平面结构抗修复体旋转。

2. 多能基台(图 5-3-2) 用于螺丝固位或粘接固位的定制基台,可通过压模或铸造及技工室研磨制作修复体,并可结合计算机辅助设计技术制作个性化基台,常用于后牙功能区单冠修复。多能基台表面有含 4 个凸轴的啮合结构,可提供额外的粘接面积,利于精确定位,抗旋效果优秀。有 NC 与 RC 两种种植体接口,基台直径不可选,有 1mm、2mm 和 3mm 三种穿龈高度,有 3.5mm 和 5.5mm 两种基台高度。需注意的是,轴壁及粘接边缘不可调磨,高度可调磨,为保证修复体的稳固性,基台的粘接高度需保证至少3.5mm。其通过十字锁合设计抗基台旋转,通过基台轴面的啮合结构抗修复体旋转。

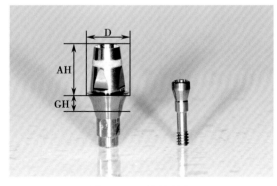

图 5-3-1 粘接基台

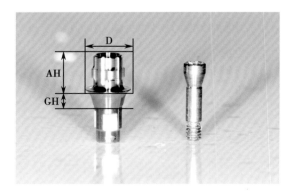

图 5-3-2 多能基台

3. 螺丝固位基台（SRA 基台） 用于螺丝固位的预成基台,可通过传统铸造或数字化扫描切削方式制作上部修复体。螺丝固位基台有 NC 与 RC 两种种植体接口,3.5mm 和 4.6mm 两种基台直径,1mm、2.5mm 和 4mm 三种穿龈高度,0°、17° 和 30° 三种不同角度。通过十字锁合设计抗基台旋转,通过基台锥柱状轴面上的平面结构提供一定的抗修复体旋转作用。SRA 基台高度较低,应用于单颗后牙种植修复时上段螺丝容易松动的情况,较少用于种植单冠修复。

4. 金基台 适用于特殊情况下的基台,可通过铸造技术制作各种个性化螺丝固位的修复体。有 NC 与 RC 两种种植体接口,基台直径、穿龈高度、基台高度不可选。金基台的底座（4.25mm）不可修改,肩台较低。其对软组织的生物相容性优于贱金属、半贵金属,但低于纯钛。修复体需采用贵合金铸造,加工成本较高。在𬌗龈距离明显不足时具有一定的应用优势。

5. 角度基台 上述提及的 SRA 角度基台可用于纠正种植体轴向不佳的临床情况,但在单颗后牙应用时固定修复体的上部螺丝容易松动,故较少用于单颗后牙种植修复。当种植体轴向不佳时,骨水平系统提供 17° 角度解剖基台和角度螺丝通道基台（ASC）,以纠正种植体轴向不佳问题。此外,基于多能基台或金基台制作个性化基台也可以个性化调整基台角度,以纠正种植体轴向不佳问题。

（二）B 种植系统冠用基台

1. TiDesign™ 钛基台（图 5-3-3） 用于粘接固位的基台,可用于后牙功能区的单冠修复。其具备弧形龈缘,可个性化调改基台外形,提升牙龈美学效果及改善穿龈轮廓。根据种植体直径的不同,TiDesign™基台有 3.0、3.5/4.0、4.5/5.0 三种种植体接口尺寸,有 4.0mm、4.5mm、5.5mm 和 6.5mm 四种基台直径,1.5mm 和 3.0mm 两种常规穿龈高度。需注意的是,基台高度不可选,但可根据需要对基台高度及边缘进行调磨,为保证修复体的固位,基台高度需保证至少约 4mm。TiDesign™基台有 20° 角度基台设计（穿龈高度为 3.5mm）,用于纠正种植体轴向偏差。其通过内六角及锥形连接设计抗基台旋转,通过基台锥柱状轴面上的平面结构抗修复体旋转。

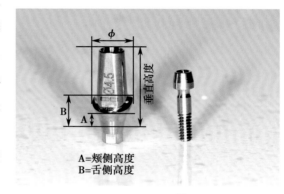

图 5-3-3 Tidesign™ 钛基台

2. CastDesign™ 铸造基台 用于粘接固位或螺丝固位的可铸基台,可用于后牙功能区的单冠修复,并且可用于特殊情况（如𬌗龈距不足）的个性化修复体制作。基台结构包括贵金属基底和塑料筒。贵金属基底有 3.5/4.0、4.5/5.0 两种种植体接口尺寸,穿龈高度为 1 mm,基台直径为 4.5mm。塑料筒部分可根据临床进行个性化设计（个性化调整基台直径、穿龈高度、基台高度、角度、抗修复体旋转设计等）,最大可调整达 30° 角。贵金属基底的熔点约为 1 400℃,低于钴铬合金的铸造温度,因此需配合选用贵金属（熔点低）进行铸造。CastDesign™铸造基台可铸造成粘接固位个性化基台,也可直接制作成螺丝固位一体冠。

二、基台选择的临床考量

不同水平印模方式的基台选择流程有所不同,种植体水平印模可在口外依据模型中的种植体代型位置进行基台的选择,技师在制作修复体时可根据需要对基台进行调改。基台水平印模则需先在口内选择合适基台再进行印模,无法再对基台进行调改。单颗后牙缺失一般采用种植体水平印模的方式。下文介绍这一印模方式后基台选择的考量因素。

（一）基台固位方式

修复体与基台的固位方式包括粘接固位和螺丝固位两种形式(图 5-3-4),特殊情况下还可采用可铸基台进行个性化修复体(基台一体化冠)的设计。

1. 粘接固位　粘接固位基台可通过传统口内粘接和改良口外粘接将修复体固定在基台上。传统口内粘接指先在口内用螺丝固定基台,再将牙冠粘接在基台上的方法,适用于美观要求较高的患者,但存在粘接剂不易清洁的问题。口外粘接是在模型上先完成牙冠与基台的粘接,再经由牙冠上预留的中央螺丝孔将基台与牙冠固定于种植体上的方法(也称为改良螺丝固位基台一体化冠,但本质仍属于粘接固位修复体)。其操作简便,利于清除粘接剂,但修复体表面存在中央螺丝孔,是后牙区单冠修复最常采用的方式。可选基台如 A 种植系统的粘接基台、多能基台,以及 B 种植系统的 TiDesign ™钛基台、CastDesign ™铸造基台。A 种植系统的解剖基台、ASC 基台也可采用粘接固位的方式。

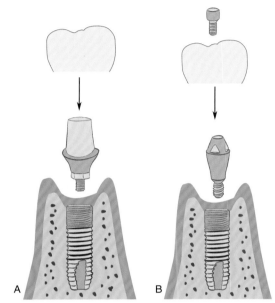

图 5-3-4　粘接固位与螺丝固位示意图
A. 粘接固位示意图　　B. 螺丝固位示意图

2. 螺丝固位　螺丝固位基台通过中央螺丝将基台固定于种植体上,再通过修复螺丝固定修复体于基台上。这一方式无粘接剂残留的风险,便于后期维护和修理。但是,固定修复体的上部螺丝容易受力松动,较少用于后牙区单冠修复。在缺牙区殆龈距严重不足的情况下,可选用可铸基台通过铸造技术直接在贵金属基底上制作修复体,最终修复体具有传统的中央螺丝通道,称为螺丝固位基台一体化冠。可选基台如 A 种植系统的金基台和 B 种植系统的 CastDesign ™铸造基台。

（二）种植体接口尺寸

根据种植体系统及直径选择对应的种植体接口尺寸。例如,缺牙位点植入 A 种植系统骨水平 4.1mm 直径种植体,则应选择 A 种植系统种植体接口尺寸为 RC 的基台。若缺牙位点植入 B 种植系统 TX 4.0S 种植体,则应选择 B 种植系统种植体接口尺寸为 3.5/4.0 的基台。

（三）穿龈高度与基台直径

穿龈高度可根据基台固位类型、垂直向修复空间、牙龈深度进行选择。若选择螺丝固位的基台一体化冠,基台穿龈高度无需选择。若选择粘接固位的基台,则需考量垂直向修复空间、牙龈深度及粘接方式以选择合适的基台穿龈高度。缺牙区垂直向修复空间充足时,基台边缘尽量设计为齐龈或龈下 1mm,以保证足够的种植体生物学封闭。若缺牙区垂直向修复空间不足,则可通过选择穿龈高度较低的基台进行龈下代偿,以保证足够的修复体粘接高度。选择穿龈高度较低的基台进行龈下代偿时,需注意以下要点:

①如选择口内粘接方式,则穿龈高度不能低于龈缘 2mm;②条件允许的情况下,尽量选择穿龈高度 2mm 以上,以保证充足的种植体生物学封闭。

基台应有效支撑软组织外形,且利于义齿的清洁和维护。若选择螺丝固位的基台一体化冠,基台直径无需选择。若选择粘接固位的基台,则需考量缺牙位点颊舌向与近远中向的修复空间、穿龈袖口直径,以选择合适的基台直径。一般情况下,尽量选择与修复空间及穿龈袖口直径匹配的基台直径。若缺牙位点近远中向修复空间远大于颊舌向修复空间,或由于种植体位置偏近中 / 远中导致近远中修复空间相差较大,则需选择直径可调改的基台(如 B 种植系统 TiDesign ™基台)或制作个性化基台,以匹配局部特殊的修复空间形态。

(四) 基台高度

应根据种植牙位的𬌗龈间距选择基台高度,在修复空间允许时应尽量选择较高的基台。在基台顶端与对颌牙之间留出 1~2.5mm 的修复空间。为提供足够的固位力,粘接固位时基台高度不应低于 4mm。A 种植系统多能基台由于表面的啮合结构可提供额外的粘接面积,基台高度 3.5mm 时也可提供足够的固位力。

(五) 基台角度

种植体轴向位置较理想时,可以选择直基台进行修复。当种植体轴向位置不理想时,则需选择角度基台进行纠正。可选的角度基台包括: A 种植系统的角度解剖基台、ASC 基台,B 种植系统的 TiDesign ™基台。当然,使用 A 种植系统多能基台、B 种植系统 CastDesign ™基台制作个性化基台,也可以纠正种植体轴向偏差的问题。

(六) 基台抗旋设计

基台抗旋设计分为基台与种植体连接处的抗基台旋转设计及基台上部的抗修复体旋转设计。不同种植系统均具有特定的抗旋设计,无需额外选择。但口腔种植医师应理解不同抗旋设计的原理,以合理选择特定的基台类型。

第四节　咬 合 设 计

咬合设计和处理是种植修复治疗的关键。与天然牙相比,种植牙感觉灵敏度下降,缺乏对𬌗力的缓冲,容易形成杠杆力。因此,种植修复容易产生咬合过载,进而导致螺丝松动或折断、修复体破损、基台折断、边缘骨丧失、种植体折断等。咬合过松则可能无法建立咬合而导致影响患者的咀嚼效能、剩余牙负担过重等一系列并发症的发生。咀嚼肌群分析、𬌗与咬合评估、颞下颌关节及修复空间的评估等是咬合设计的前提,在本书第一章已有详细阐述,此处不再重复。本节主要阐述正常情况下种植单颗后牙咬合设计的要点,以及针对部分特殊情况如何进行种植单颗后牙的咬合设计。

一、正常情况下的种植单颗后牙咬合设计

1. 减轻咬合接触强度　基于种植体和天然牙在𬌗力作用下下沉量不同的原理,应减轻种植体的咬合接触强度。临床中应保证在牙尖交错𬌗时,种植体支持的牙冠与对颌牙形成 30μm 的间隙,形成轻咬无接触,重咬轻接触或均匀接触,这样可以达到𬌗力在天然牙和种植体上的合理分布(图 5-4-1)。

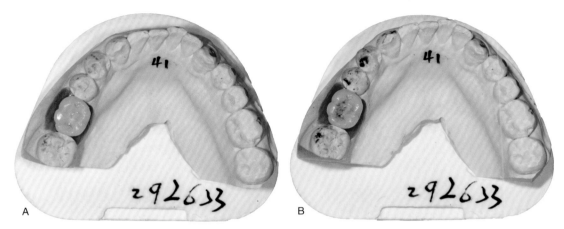

图 5-4-1　减轻咬合接触强度
A. 轻咬无接触　B. 重咬轻接触

2. 减轻种植体侧方受力　应保证牙尖能在牙尖交错位和后退接触位之间做无障碍的滑动,无𬌗干扰。对于侧方𬌗运动而言,应设计为尖牙保护𬌗,使修复体在牙尖交错𬌗时有咬合接触,而在侧方运动时需脱离接触。当前牙牙周条件不良时,侧方𬌗可以通过天然牙和种植修复体一起建立组牙功能𬌗。适当降低牙尖斜度以减小扭矩并改善𬌗力的轴向性,磨牙功能尖应位于或尽量接近基台的正上方,磨牙位点可选用宽平台直径种植体修复,缩小牙冠与种植体颈部的差异,减小扭转力,同时避免形成过于开放的邻间隙,防止食物嵌塞。

3. 建立中央自由度(又称正中自如)　即牙尖交错𬌗时,功能尖与相对应的窝有 1mm 的自由活动空间,使牙尖交错𬌗能够做约 1.0mm 的自由运动,而在非牙尖交错𬌗时则没有接触。这样可以避免早接触,从而使牙尖交错位为小范围的面接触,而不是点接触,并使患者获得最大的舒适度。

4. 理想的牙冠位置及𬌗力传递方向　理想状态下,种植修复体应位于牙列正中,与邻牙、对颌牙相互协调,力作用于修复体后应沿种植体长轴传递,分散到种植体周围的骨组织中。咬合接触尽量控制在种植体直径范围内,利于𬌗力沿种植体轴向传导,应仔细调整咬合使其为面的接触而不是点的接触。

5. 修复方式的考量　单颗磨牙缺失(尤其是游离缺失)首选粘接固位,避免剪切力导致的修复螺丝松动和折断。当𬌗龈距离不足或存在口腔副功能时,磨牙位点的修复体可以设计为金属𬌗面以避免崩瓷。

6. 牙冠𬌗面适当减径　𬌗面减径能够减小侧向力并使力量趋于轴向,降低扭矩。种植体的位置、直径、分布、骨结合情况以及与天然牙的协调性,对于确定𬌗面减径量是重要的参考因素。前磨牙区种植体一般情况不需要减径,而对于骨结合不佳或局部支持条件不良的磨牙区种植体,可适当减径,一般建议不超过 30%。

二、特殊情况下的种植单颗后牙咬合设计

1. 反𬌗设计　对于过于偏舌侧的上颌种植体,设计反𬌗能减少修复体颊侧部分的悬臂作用,使𬌗力趋于轴向。

2. 临时修复渐进性负荷　对于局部支持条件不佳的种植体,譬如骨质较差的上颌后牙区位点,可以考虑选择复合树脂材料临时修复,进行渐进性负荷。

3. 夜磨牙或咬合力过大　夜磨牙或者𬌗力过大的患者,除了遵循上述咬合设计要点,还可以从牙冠材料方面进行考虑。例如,陶瓷对陶瓷的咬合设计不适合夜磨牙患者,而金合金的耐磨耗性能高,难破折,适合夜磨牙患者。此外,夜磨牙患者修复后应当同步制作夜磨牙𬌗垫,进行配戴。

第五节　牙冠材料的选择

目前,临床上用于种植牙牙冠的材料主要有氧化锆全瓷冠、烤瓷熔附金属全冠、二硅酸锂全瓷冠等,不同修复材料的强度、美观性、生物相容性、磨耗性、经济性等存在区别,在单颗后牙种植修复中的适应证不同。本节首先介绍单颗后牙种植修复中常见的各类冠修复材料,进而总结冠材料选择的临床考量。

一、常见的牙冠材料

(一)烤瓷熔附金属全冠

烤瓷熔附金属全冠俗称金属烤瓷冠(图 5-5-1),是一类久经考验和广泛应用的牙冠类型。常用的烤瓷熔附金属全冠有钴铬合金烤瓷冠、贵金属烤瓷冠。钴铬合金烤瓷冠价格相对便宜,弯曲强度约为450~550MPa,戴牙后 10 年的成功率达到 94%。表面瓷层一般为长石质陶瓷,有一定的崩瓷发生率。此外,长期使用钴铬合金烤瓷冠可能会由于金属离子的析出而导致颈缘黑线的出现,在颅颌面磁共振检查时容易导致伪影。贵金属烤瓷冠可直接与可铸基台通过铸造连接,能有效降低垂直修复空间的需求。此外,金属烤瓷冠设计金属咬合面可进一步减小对修复空间的需求,可用于垂直修复空间有限且不涉及美学的病例。

(二)氧化锆全瓷冠

有学者根据产品推出时间、组成及微观结构将氧化锆全瓷冠(图 5-5-2)分为四代,第一代为传统氧化锆,第二代为高强氧化锆,第三代为高透氧化锆,第四代为超透氧化锆。传统氧化锆虽然强度很高,但其透光性较差,目前临床上已较少应用,本节主要介绍高强氧化锆、高透氧化锆与超透氧化锆。随着材料学的进步,近年还出现了分层氧化锆。

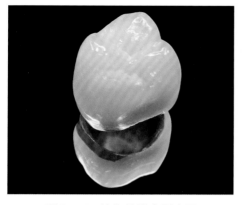

图 5-5-1　烤瓷熔附金属全冠

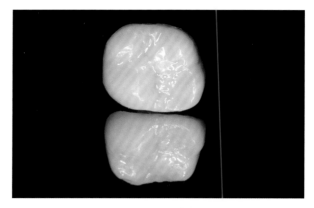

图 5-5-2　氧化锆全瓷冠

1. 高强氧化锆　主要成分为四方相氧化锆,由于四方相氧化锆的相变增韧效应,其弯曲强度为 900~1 300MPa,透光性较传统氧化锆有所提升,生物相容性佳,抛光效果好,同时还表现出令人满意的 X 线阻射特性以及耐腐蚀性。然而,高强氧化锆透光性仍然不佳,在美学敏感区域(比如前磨牙区)的应用受到一定限制。表面使用透光性好的饰面瓷可改善其美学效果,但饰面瓷存在崩瓷问题,需避开咬合面以降低瓷层崩折风险。从后期维护方便的角度考量,整体氧化锆全冠是更佳的选择。研究表明,高度抛光的氧化锆全冠对对颌牙的磨耗与其他牙冠材料接近。目前,高强氧化锆是单颗后牙种植修复中最广泛应用的全瓷材料。

2. 高透氧化锆　立方相氧化锆晶体具有良好的透光度,但无四方相氧化锆的相变增韧效应。高透氧化锆中,立方相氧化锆的含量比高强氧化锆增高,可达 25% 甚至 50%。因此,其美观性较高强氧化锆有所提升,然而,其强度也相应有所下降,弯曲强度为 500~800MPa。在单颗后牙种植修复中,若前磨牙处于美学区,且咬合力不大时,可选择高透氧化锆进行修复体的制作。

3. 超透氧化锆　超透氧化锆中,立方相氧化锆的含量进一步提高,可达 70%。因此,超透氧化锆透光性较为优越,甚至接近于二硅酸锂玻璃陶瓷,但其强度下降明显,弯曲强度为 500~600MPa。超透氧化锆主要应用于前牙区贴面及单冠修复,目前在单颗后牙种植修复中较少应用。

4. 分层氧化锆　高透氧化锆强度较高,但透光性不及超透氧化锆。单纯的超透氧化锆机械强度不足,较少应用于后牙区修复。因此,产生了由多层高透氧化锆和多层超透氧化锆组成的分层氧化锆。分层氧化锆机械强度较超透氧化锆明显提高,同时透光性及色泽优于高透氧化锆。分层氧化锆可实现透光性渐变,以呈现自然牙美学效果,还可实现硬度渐变,减少对颌牙损伤。然而,目前分层氧化锆修复体价格相对较贵,临床长期使用效果仍有待考究。

（三）二硅酸锂全瓷冠

二硅酸锂微晶玻璃作为微晶玻璃的一种,是由 Stookey、Beall 和 Echeveria 等人首先研发出来的。这种玻璃中二硅酸锂晶体为主晶相,次晶相为磷酸锂,但其含量很少。根据武汉大学口腔医学院的研究,少量的磷酸锂分布在二硅酸锂晶体表面。由于其存在放射状的压应力,当产生微裂纹时可以防止微裂纹扩张,从而提高了二硅酸锂微晶玻璃的力学性能。目前,二硅酸锂微晶玻璃的主要体系为 Li_2O-P_2O_5-SiO_2-K_2O-Al_2O_3 系统组成,而且可以根据性能的要求添加稀土元素或者锆、镁、硼等元素进行强化和改性。

二硅酸锂全瓷冠（图 5-5-3）的突出优点是高透光性和美观性，比氧化锆更加半透明，可以在前磨牙使用，而不需要添加饰面瓷，从而降低了瓷质碎片的风险。二硅酸锂玻璃陶瓷色泽自然逼真，化学溶解性低，其玻璃基质可被氢氟酸酸蚀，并通过硅烷偶联，可有效增加粘接强度，但二硅酸锂的强度稍低，弯曲强度可达 400MPa。二硅酸锂微晶玻璃比其他类型微晶玻璃的断裂强度高，主要归功于其针状互锁的晶体结构。这种结构的晶体为具有一定粒径比的针状或棒状的晶体，并在基质玻璃中均匀分布。晶相和玻璃相相互嵌合，结构致密，能有效限制裂纹的扩散，利于提高材料本身的机械强度、耐磨性等。在单颗后牙种植修复中，若前磨牙处于美学区，且咬合力不大时，可选择二硅酸锂玻璃陶瓷进行修复体的制作。

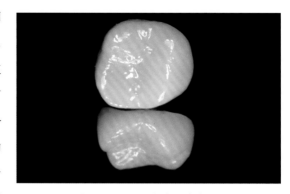

图 5-5-3   二硅酸锂全瓷冠

二、牙冠材料选择的临床考量

综上所述，单颗后牙种植修复中，常见的冠修复体包括烤瓷修复体（钴铬合金烤瓷冠、贵金属合金烤瓷冠）、高强氧化锆修复体、高透氧化锆修复体及二硅酸锂玻璃陶瓷修复体。不同冠材料选择的临床考量要点如表 5-5-1 所示。

表 5-5-1   牙冠材料选择的临床考量要点

类型	强度	透光性	经济性	伪影	生物相容性	致对颌牙磨耗程度	崩瓷情况
烤瓷冠	金瓷复合体弯曲强度 450~550MPa	与饰瓷厚度有关，饰瓷厚度较大时透光性尚可	钴铬合金烤瓷冠价格较低，贵金属合金烤瓷冠价格上升	可致伪影	钴铬合金烤瓷冠可能出现金属离子析出致颈缘黑线	较少	咬合力较大或口腔副功能时可崩瓷
高强氧化锆	弯曲强度 900~1 300MPa	透光性较差，美学区不建议制作高强氧化锆全锆冠	价格明显高于钴铬合金烤瓷冠	伪影较低	化学稳定性佳，无颈缘黑线问题	全锆冠可致对颌牙磨耗，高度抛光或上饰瓷可改善	全锆冠崩瓷较少，上饰瓷时崩瓷率较烤瓷冠高
高透氧化锆	弯曲强度 500~800MPa	优于高强氧化锆（尤其分层氧化锆），可用于美学区	价格明显高于钴铬合金烤瓷冠，分层氧化锆价格最高	伪影较低	化学稳定性佳，无颈缘黑线问题	较高强氧化锆少（尤其分层氧化锆），较玻璃陶瓷高	全锆冠崩瓷较少
二硅酸锂玻璃陶瓷	弯曲强度可达 400MPa	透光性极佳，可用于美学区	价格明显高于钴铬合金烤瓷冠	伪影较低	化学稳定性佳，无颈缘黑线问题	较少	不上饰瓷时崩瓷较少

综合以上考量，常规单颗后牙种植修复优选高强氧化锆，不上饰瓷可有效降低崩瓷概率。若患者预算有限且知情同意，钴铬合金烤瓷冠会造成头颅磁共振伪影及可能的颈缘黑线问题，可选择钴铬合金烤瓷冠。若前磨牙位于美学区，且咬合力较小，可选择高强氧化锆（上饰瓷）、高透氧化锆、分层氧化锆、二硅酸

锂玻璃陶瓷等,这些材料所制成的牙冠均可提高美学效果。患者咬合力大或存在紧咬牙、夜磨牙等口腔副功能时,可选高强氧化锆全锆冠以减少崩瓷,需注意高度抛光并配合使用殆垫,以降低对颌牙磨耗,也可选择烤瓷冠并设计金属殆面。垂直修复距离不足时,配合多能基台使用高强氧化锆全锆冠可有效降低修复空间需求。严重垂直修复距离不足时,可选用贵金属烤瓷冠制作螺丝固位基台一体化冠,并设计金属殆面可进一步减少垂直修复空间需求。

第六节　设计单填写规范

设计单是医师向技师传递信息的重要载体,也是保证医技沟通畅通的最基本的桥梁。一张规范、详细的加工单,可以准确地将患者的临床信息传递给技师,方便技师对修复体进行制作,避免由于信息传递误差导致患者的就诊时间和就诊次数增加。设计单中应传递的信息包括以下几点(表5-6-1)。

1. 医师及患者基本信息　防止加工厂和医师间发生工件传递错误。

2. 牙位　患者可能同时存在多个牙位缺失,因此需要注明拟修复牙位。

3. 修复类型　单颗后牙往往选择单冠修复。

4. 种植体品牌、型号和直径　种植体的品牌及型号将会影响种植体 - 基台的接口设计和基台的选择。错误的基台选择将导致种植体 - 基台连接处不密合、基台及牙冠无法就位、螺丝折断等问题。

5. 基台及基底型号　由于患者的修复牙位、种植体深度、牙龈形态存在差异,同一种植体一般会有多种基台可供选择,甚至可以进行个性化设计。选择合适的基台可以获得良好的穿龈轮廓,从而获得更佳的软组织封闭效果、牙龈成形效果,因此应准确传递基台信息(应具体到基台型号)。如果基台需要进行个性化调磨,也应在设计单中注明,如基台调磨量、肩台设计为齐龈或龈下。如果对基台 - 牙冠的精密度有要求,还可以同步附送基底至加工厂。

6. 修复材料　单颗后牙种植修复可选择的牙冠材料包括钴铬合金烤瓷冠、(半)贵金属烤瓷冠、氧化锆冠等,不同的材料将影响后续的制作工艺,应注明。

7. 固位方式　单颗后牙种植修复体与基台的固位方式可分为粘接固位和螺丝固位。其中,粘接固位可分为口内粘接(无螺丝孔)和口外粘接(有螺丝孔),螺丝固位可分为一段式和两段式。如果由于基台就位道与牙冠就位道不一致,或者患者开口度过小,需要进行口内粘接的修复体而加工厂提前进行了口外粘接,将导致修复体难以就位,甚至无法就位。因此,医师应注明相关信息。

8. 义齿设计　包括内冠松紧设计、邻接关系、咬合关系、冠颊舌径设计、饰瓷设计、边缘设计、龈乳头设计等,将影响义齿后续的功能行使和美学效果。

内冠松紧设计以 40μm 为紧密,80μm 为正常,120μm 为宽松。邻接关系以 12μm 为紧密,20μm 为正常,40μm 为宽松。咬合设计以 20μm 为紧密,60μm 为正常,100μm 为宽松。颊舌径设计可以考虑将牙冠减径 1/3~1/4,以减弱种植体和牙冠所受的咬合力。饰瓷设计可以考虑常规上瓷、不上瓷、全包瓷、殆面不上瓷和唇颊面上瓷等类型。龈乳头设计可以采取封闭式、过间隙刷、空开和参考邻牙间隙。牙冠边缘设计可以采取舌面金属边、全包瓷和全金属颈部等。

9. 颜色传递　应在设计单上注明修复牙色。如果患者的牙色有特殊纹理、颜色，可另外注明。此外，还可以通过照片进行传递。特殊颜色如口内冠半遮色、口内冠全遮色和口内冠不遮色等可以将牙冠颜色设计效果与邻牙颜色尽可能接近。

表 5-6-1　设计单中应传递的信息清单

项目	描述内容			
基本信息	医师基本信息	医院、科室、医师姓名	送件日期	回件日期
	患者基本信息	患者姓名		患者年龄
修复牙位	拟修复的牙位			
修复类型	单冠			
印模类型	数字化印模	石膏模型		其他类型模型
植体信息	种植体系统	种植体型号		种植体直径
基台设计	基台型号	个性化基台		基底型号
修复材料	氧化锆	钴铬合金烤瓷	半贵合金烤瓷	贵金属烤瓷
固位方式	粘接固位（是否开排溢孔）		螺丝固位（是否开螺丝孔）	
义齿设计	内冠松紧：紧 / 正常 / 松			
	邻接关系：紧 / 正常 / 松			
	咬合关系：紧 / 正常 / 松			
	饰瓷设计：常规上瓷 / 不上瓷 / 全包瓷 / 𬌗面不上瓷 / 唇颊面上瓷			
	边缘设计：舌面金属边 / 全包瓷 / 全金属颈缘			
	龈乳头：封闭 / 参考邻牙间隙 / 过间隙刷 / 空开			
颜色传递	修复牙色	基牙颜色	比色图片	技师比色
	特殊颜色：口内冠半遮色 / 口内冠全遮色 / 口内冠不遮色			

第七节　常见问题及处理

单颗后牙种植取模中的一些常见问题包括：托盘无法取出、转移杆和替代体就位不准确、对颌牙伸长或邻牙倾斜未作处理，是初学者常常遇到的临床问题，可通过印模前和印模时的规范操作规避风险。

一、托盘无法取出

印模托盘无法取出是初学者可能会遇到的临床问题，处理较棘手。

1. 发生原因 牙齿或牙槽骨存在较大倒凹,硅橡胶等印模材料硬固后,倒凹区产生较大阻力,导致托盘难以取出。患者存在牙周炎、牙齿扭转、牙槽骨倒凹过大等情况,材料过多进入倒凹导致托盘无法取出,或者取出过程中患者主诉松动牙疼痛,造成托盘取出困难。

2. 预防措施 术前应仔细检查患者的剩余牙牙体及牙槽骨是否存在较大倒凹。存在较大倒凹者,建议使用数字化口扫进行取模。如果选择传统印模方式,则应使用棉球或黏蜡填充倒凹区域,常位于牙龈退缩的黑三角区、下颌前牙前庭沟的牙槽骨倒凹区(图 5-7-1)。优先选择使用塑料托盘,易于磨除。对于严重牙周炎、牙齿松动明显的患者,或牙齿排列不整齐、存在明显倒凹的患者,优选数字化印模。

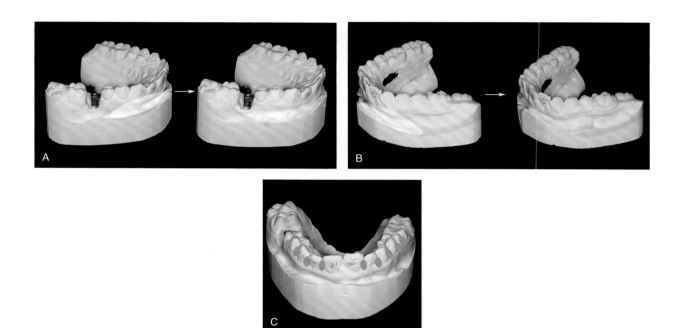

图 5-7-1 术前填充倒凹
A. 上颌骨倒凹 B. 下颌骨倒凹 C. 牙齿倒凹

3. 解决方案 如果遇到托盘难以取出的情况,可首先对托盘和印模材料进行阻力分析,去除倒凹区印模材料,减小倒凹区阻力,再尝试取出托盘。如果托盘还是无法取出,则需要分区磨除托盘,以解除多个倒凹区域形成的相互制锁力(图 5-7-2)。由于托盘较大,磨除过程中应注意避免误吞、误吸情况的发生。

二、硅橡胶印模或石膏模型质控未合格

印模应获得准确的种植体的位置及轴向,清晰的牙列、牙齿形态及牙龈形态,其中种植体的位置及轴向最为重要。因此,印模或石膏模型的质控尤为重要,将影响后续修复体的制作。如果印模或石膏模型质量不合格却没有及时发现,那么将来在替代体上部制作的修复体将无法与口内情况进行准确匹配,从而导致上部修复结构与实际情况之间存在偏差,影响修复体的就位、密合度和咬合情况,增加患者的就诊时间和就诊次数。

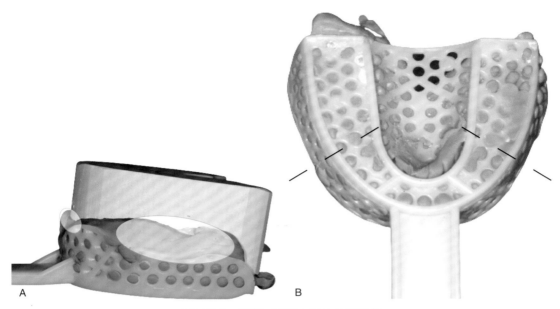

图 5-7-2 托盘无法取出时的处理措施
A. 去除倒凹区硅橡胶   B. 分区磨除托盘

（一）具体表现

印模或石膏模型质控不合格，包括转移杆 - 替代体的轴向偏差以及转移杆 - 替代体连接处的位置偏差，具体表现为转移杆 - 替代体的轴向与口内不一致（图 5-7-3），或替代体 - 转移杆的接口位置高于硅橡胶阴模的高度，与口内种植体 - 转移杆的接口低于牙龈的距离不一致（图 5-7-4）。

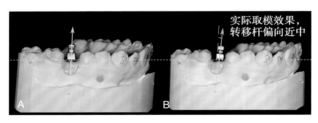

图 5-7-3 转移杆轴向偏差示例
A. 模拟口内转移杆轴向   B. 石膏模型上转移杆轴向

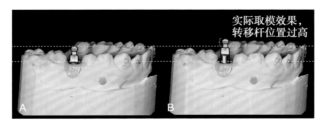

图 5-7-4 转移杆位置偏差示例
A. 模拟口内转移杆位置   B. 石膏模型上转移杆位置

（二）发生原因及解决措施

1. 口内安装转移杆时未完全就位   可通过口内重新安装转移杆进行判断。此时，应进行重新取模。为预防该类情况的发生，取模时应判断转移杆于口内是否已完全就位，可通过手感、根尖片等进行判断。

软组织阻力是阻碍转移杆就位的常见阻力来源,应对措施为选择适宜直径的转移杆,局部麻醉以收缩软组织,或旋入转移杆后等待片刻,待软组织阻力稍解除后,再次轻微旋入以就位转移杆。

2. 种植体位于龈下过深　种植体平台位于龈下较深时,使得转移杆的抗旋结构暴露不足,导致在印模材料中重新安装转移杆时发生微动。此时,应更换长转移杆后重新取模,或采用开窗取模,也可考虑基台水平取模。

3. 未连接好转移杆 - 替代体　转移杆、替代体之间仍存在缝隙可导致后续替代体平台发生偏差。此时,应重新连接使两者密合,或更换损坏部件。

4. 转移杆周围印模材料不足　转移杆周围印模材料不足使得转移杆的固位不佳,导致在印模材料中重新安装转移杆时发生微动。此时,应重新取模,并且取模时可增加缺牙区的印模材料,或提前放置一小块印模材料于缺牙区,以增加印模压力。

5. 转移杆安装时导致印模材料变形　印模材料未完全硬固时,过早插入转移杆可使印模材料发生形变,导致口外印模材料重新安装转移杆 - 替代体时发生偏差。受天气、温度、硅橡胶材料的混合情况等因素影响,印模材料的硬固时间会发生变化。如果转移杆 - 替代体无法就位于正确位置,则应重新取模。为预防该类情况,可等待印模材料完全硬固后再插入转移杆。

6. 口外将转移杆安装时未完全就位于印模材料中　口外印模材料重新安装转移杆 - 替代体时发生偏差。转移杆有倒凹固位区,可通过手感、轴向、位置判断其是否正确就位。如果发现偏差,可尝试重新插入转移杆 - 替代体至正确的位置,否则应重新取模。

三、邻牙倾斜移位过多

尽管初诊时已排除了邻牙倾斜过多的病例或已作出相应调整,但修复时仍偶然会出现该类情况,即由于第三磨牙的存在,常常会导致第二磨牙倾斜移位(图 5-7-5),造成修复空间不足或邻接关系不佳等问题。

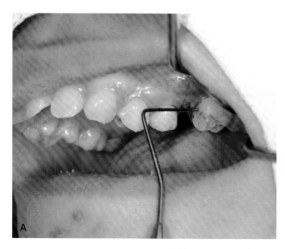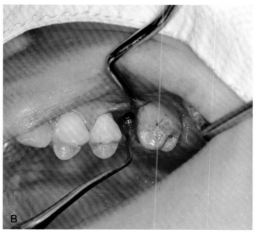

图 5-7-5　阻生牙导致的邻牙近中倾斜
A. 种植术后近远中修复空间约 6mm　B. 阻生齿使 27 向近中倾斜移位,压缩 26 的近远中修复空间

1. 预防措施 对于存在这类风险的患者,种植前应建议拔除阻生智齿,并控制疗程、及时预约患者复诊,必要时进行间隙管理。

2. 解决方案 优选进行正畸治疗调整邻牙的位置及轴向,次选在取得患者的知情同意后,调磨倾斜邻牙并重新取模。

参考文献

［1］ 林野. 口腔种植学. 北京: 北京大学医学出版社, 2014.

［2］ WITTNEBEN J G, JODA T, WEBER H P, et al. Screw retained vs. cement retained implant-supported fixed dental prosthesis. Periodontol 2000, 2017, 73 (1): 141-151.

［3］ 李彦. 牙列缺损种植修复的咬合评估与设计. 中华口腔医学杂志, 2016, 51 (4): 219-223.

［4］ 保母须弥也, 细山恒. 口腔种植咬合技术. 汤学华, 译. 沈阳: 辽宁科学技术出版社, 2019.

［5］ DAWSON P E. 功能殆学: 从颞下颌关节到微笑设计. 张豪, 陈俊, 译. 沈阳: 辽宁科学技术出版社, 2019.

［6］ 中华口腔医学会口腔美学专业委员会, 中华口腔医学会口腔材料专业委员会. 全瓷美学修复材料临床应用专家共识. 中华口腔医学杂志, 2019, 54 (12): 825-828.

第六章
单颗后牙戴种植修复体

6

在完成种植印模及上部修复体的制作后，进入最终种植修复体戴入环节。相较牙体缺损的全冠修复，种植修复在上部机械固位结构、下部解剖支持结构和全冠修复体戴牙过程方面均有明显的不同，需要明确两者的差别，才能理解种植修复戴牙操作背后的理论依据，更好地完成种植单颗后牙修复体戴入。

种植上部修复体由基台 - 螺丝 - 牙冠构成，通过中央螺丝与种植体相连。相较于直接粘接在基牙上的全冠修复体，种植上部修复体一旦出现不合理的受力情况，容易出现螺丝松动甚至基台折断等机械并发症。对于种植下部解剖支持结构，由于种植体与牙槽骨之间形成骨结合，缺少天然牙牙周膜的缓冲作用和神经纤维，故需要确保种植修复体的咬合设计为轻接触。此外，天然牙周围软组织中的胶原纤维呈各方向排列，而种植体颈部软组织的胶原纤维主要与种植体表面呈平行排列，其软组织封闭较差，一旦出现粘接剂残留或菌斑堆积，容易出现种植体周黏膜炎和种植体周炎等生物并发症。因此，在戴牙过程中必须带有无菌观念，尽可能将有菌操作前置，在反复摘戴牙冠时注意消毒处理。

上一章介绍了修复体与基台的固位方式，包括螺丝固位和粘接固位，其中粘接固位又分为口内粘接和改良口外粘接。口外粘接避免了口内粘接剂的残留，同时改良了修复体的殆面开口，以便于后期的维护和修理。基于以上优点，目前单颗后牙种植修复多采用改良口外粘接，本章将重点对这种固位方式的戴牙全流程、与其他戴牙方式的区别，以及戴牙并发症和处理措施进行解析。第一节主要介绍改良口外粘接固位的种植修复体戴入流程及要点解析。第二节简要概述粘接固位及螺丝固位与改良口外粘接固位修复体戴牙流程的不同。第三节主要分析戴牙并发症的原因，并对处理措施进行详细阐述，以期为种植初学者提供单颗后牙种植修复体戴牙的经验参考。

第一节 改良粘接固位种植修复体戴入流程及要点解析

改良口外粘接的种植修复体戴入流程包括工具准备、模型评估、口内试戴、口外粘接、影像学确认、紧固螺丝、咬合调整及封口等多个步骤,本节将详细阐述改良口外粘接固位种植修复体戴入流程的步骤,并对其中的要点进行解析。

一、工具准备

口外粘接通常需要准备相应种植系统的扳手、螺丝刀、封口材料、咬合纸、牙线、牙冠调磨套装和树脂补牙套装等工具(图 6-1-1)。

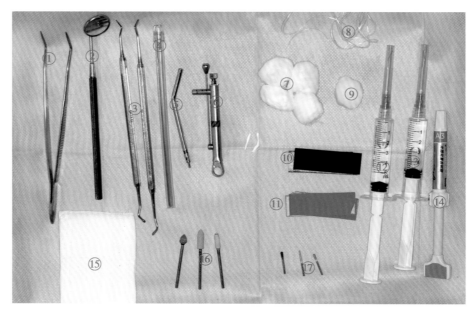

图 6-1-1 工具铺盘展示

①镊子;②口镜;③树脂充填器和成形刀;④吸唾管;⑤气枪头;⑥扭力扳手;⑦干棉球;⑧牙线;⑨酒精棉球;⑩蓝色咬合纸(厚度为 40μm);⑪红色咬合纸(厚度为 40μm);⑫过氧化氢;⑬生理盐水;⑭树脂;⑮纱布;⑯抛光磨头;⑰金钢砂车针(TR-26EF、EX-21EF、EX-21)。

二、模型评估

(一)检查修复体外形和质量

检查修复体颈部形态是否协调,颊舌面及近远中倒凹是否过大。如果过大,则需要通过加瓷来填补部分倒凹。

（二）在模型上试戴修复体并检查修复体是否完全就位

修复体就位的标准是修复体与基台之间密合，且修复体边缘无明显台阶。修复体就位的方向与牙冠和邻牙边缘嵴平台位置的关系，可作为口内试戴判断修复体是否完全就位的依据之一。

（三）确认修复体就位后检查邻接状况

可以采用观察法和咬合纸印迹法确定邻接的位置。后牙的接触区通常位于邻面的中上 1/3。检查邻接时，需先将修复体在模型上进行评估（图 6-1-2），然后在患者口内试戴、调磨。若发现邻接过松，需加瓷或返工。

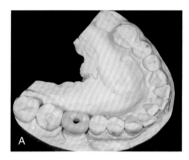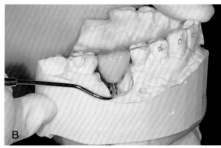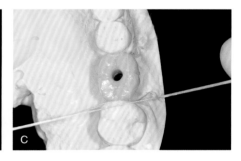

图 6-1-2　模型评估

A. 修复体就位的方向与牙冠和邻牙边缘嵴平台位置、外展隙形态的关系　B. 修复体与基台之间密合且修复体边缘无明显台阶　C. 使用牙线在模型上检查修复体与邻牙的接触情况，图示修复体与邻牙接触过紧，导致牙线分叉

三、口外粘接

1. 使用酒精棉球消毒种植冠的内冠、中央螺丝和修复基台，吹干，于模型上确认替代体基台就位后，手动拧紧中央螺丝。

2. 基台螺丝孔内填充封口材料以保护中央螺丝头部。将树脂粘接剂沿修复冠内表面均匀涂抹。

3. 将修复冠就位于基台上，使用对颌石膏模型尖窝交互垂直用力按压。

4. 取出封口材料，清洁多余的树脂粘接剂，确保螺丝孔道内和冠边缘无树脂粘接剂残留，手指按压修复冠，根据不同树脂粘接剂的使用说明，等待树脂粘接剂硬固后即可（图 6-1-3）。

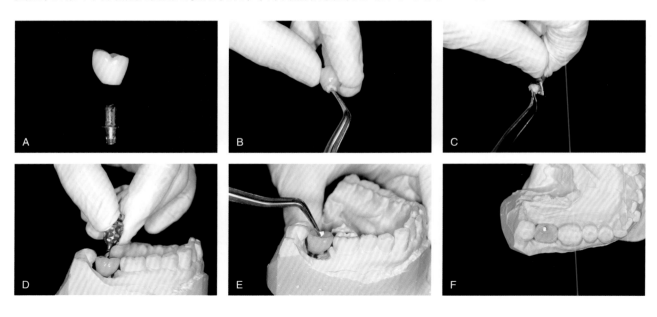

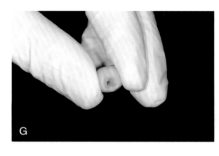
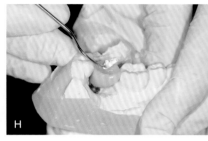
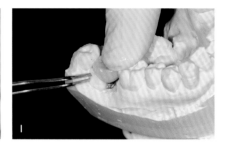

图 6-1-3　口外粘接过程

A. 修复基台及修复体　B. 用酒精棉球消毒种植冠的内冠　C. 用酒精棉球消毒中央螺丝和修复基台　D. 在模型上确认替代体基台就位后,手动拧紧中央螺丝　E. 用封口材料保护中央螺丝头部　F. 用封口材料保护中央螺丝头部𬌗面观　G. 修复冠内部涂抹树脂粘接剂　H. 取出封口材料　I. 清洁多余的树脂粘接剂,确保螺丝孔道内和冠边缘无树脂粘接剂残留

四、口内试戴

1. 检查愈合基台及周围软组织情况　用酒精消毒并吹干基台一体冠,置于备物盘的清洁区域,取下愈合基台,用生理盐水冲洗穿龈段,尽快戴入基台一体冠修复体,以避免穿龈袖口过长时间暴露于口腔唾液环境中。

2. 检查修复体就位情况　检查修复冠边缘嵴与邻牙边缘嵴的位置关系是否与模型评估一致。如基台一体冠不能顺利就位,需要判断阻力来源并采取相应处理措施(见本章第三节)。

3. 用牙线检查邻接关系　牙线能通过接触区,但有明显阻力,说明接触关系良好。如果牙线无法通过或分裂成细丝,则提示邻接过紧,用咬合纸标记邻接过紧处,进行少量多次调磨。若邻接过松,需要进行加瓷或返工重新制作修复体。

4. 检查修复体的色泽、外形与邻牙和对颌牙是否协调。

五、影像学确认

通过 X 线片中显示基台穿龈高度与基台参数、基台与种植体间隙情况综合判断基台的就位情况(图 6-1-4)。

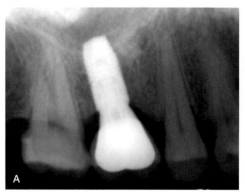
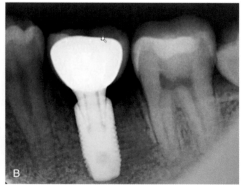

图 6-1-4　X 线片

A. 就位牙冠　B. 未就位牙冠

六、咬合调整

调𬌗的顺序一般为先磨改牙尖交错𬌗的早接触点，再检查和磨改前伸𬌗及侧方𬌗的干扰点（具体可参考第五章第四节）。

（一）种植义齿咬合接触状态及临床调𬌗流程

牙尖交错位轻咬时种植义齿与对颌牙无接触，重咬时轻接触。具体而言，医师引导患者下颌至牙尖交错位，并嘱患者轻咬咬合纸，凡是修复体𬌗面上出现的咬合印迹都需要磨除。当用力紧咬时，这些咬合接触点将再次出现。同时，可以考虑适当缩小修复体𬌗面面积，并在尖窝关系接触处设计 $1mm^2$ 左右的小平面（正中自由域），便于牙尖交错位与后退接触位协调，并且有利于𬌗力沿种植体长轴分布。

（二）单颗种植义齿前伸、侧方𬌗调𬌗要领

单颗牙缺失的种植义齿前伸𬌗和侧向𬌗调𬌗的基本原则是，种植义齿所有面都不作为引导斜面，应在天然牙上形成前导或者侧导。具体而言，先用 40μm 红色咬合纸咬于牙尖交错𬌗，在红色咬合印迹存在的情况下，用 40μm 蓝色咬合纸咬前伸、侧方𬌗，只调磨不与红色咬合印迹重合的蓝色咬合印迹。抽出咬合纸时注意是否有低𬌗，如能轻松抽出，则代表无咬合接触。对于侧方𬌗，一般情况下，首选尖牙保护𬌗，即下颌侧方运动时，工作侧只有尖牙接触，平衡侧牙齿不接触。当种植义齿修复尖牙时，则选用组牙功能𬌗，即下颌在侧方运动中工作侧后牙同时接触，而非工作侧不接触（图 6-1-5）。

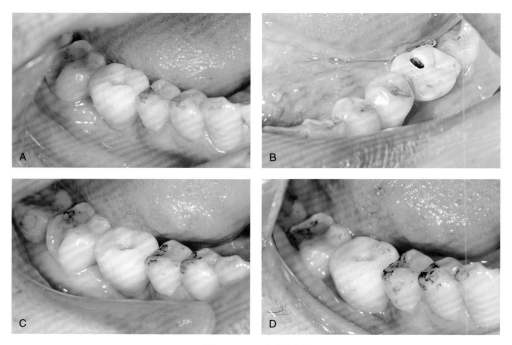

图 6-1-5　咬合印迹

A. 种植义齿牙尖交错位轻咬时种植义齿与对颌牙无接触　B. 重咬时轻接触，使𬌗力主要分布在邻近天然牙上

C、D. 引导患者下颌至牙尖交错位及侧方𬌗颌位，并嘱患者轻咬蓝色咬合纸

应根据患者咀嚼功能和牙齿外形进行有针对性的个性化调𬌗。调𬌗时应采取少量多次的调磨方法，勿降低功能尖高度，必要时可以调整对颌牙。

最后，进行咬合动度检查，用手指扪诊种植义齿，检查有无松动，同时检查邻牙是否松动。戴冠前行最后的抛光，由细砂车针过渡至极细砂车针，最后用抛光磨头完成抛光。

七、紧固螺丝

根据不同种植系统的扭矩对照表，使用扭矩扳手将中央螺丝旋紧，必要时可间隔5~10分钟再次确认中央螺丝是否锁紧（图6-1-6）。也有医师选择螺丝固定2周后复诊，检查螺丝是否松动，如有松动，排除松动原因后重新上紧螺丝。

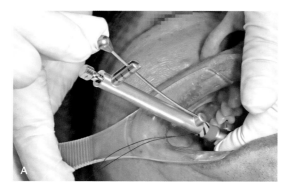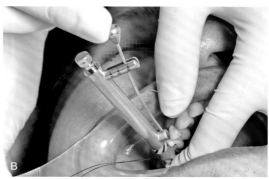

图6-1-6　紧固螺丝
A.使用扭矩扳手将中央螺丝旋紧　B.间隔5~10分钟再次确认中央螺丝是否锁紧

八、封闭

封闭螺丝孔道前，用酒精棉球对螺丝孔道进行消毒，其目的是起到一定的脱脂作用，有利于后续的粘接（图6-1-7）。

在螺丝孔道内充填封口材料（图6-1-8），保护中央螺丝，但需注意保留螺丝孔道冠方合适的高度空间，其高度以大于3mm，小于5mm为宜。高度过高则超过树脂最大固化深度，导致固化不全；高度过低则无法保证足够的摩擦力，导致封闭材料易于脱落。用光固化复合树脂材料封闭螺丝孔。再次检查咬合并进行抛光（图6-1-9）。

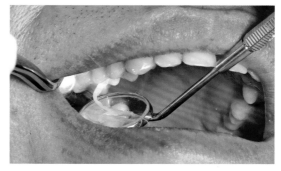

图6-1-7　螺丝孔道消毒

九、戴牙后的注意事项

口腔卫生和使用习惯与种植义齿的使用寿命密切相关，应进行细致维护。

1. 做好口腔卫生清洁。建议选择头小、软毛牙刷或者专业种植牙刷，采用巴氏刷牙法进行刷牙。同时，需配合使用牙线、牙间隙刷和冲牙器等口腔清洁工具。

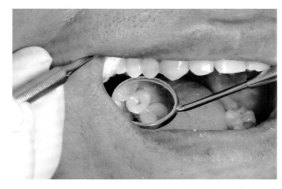

图 6-1-8　充填封口材料

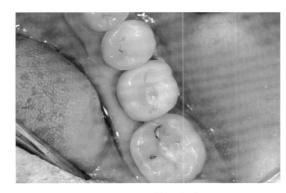

图 6-1-9　封闭完成

2. 48 小时内避免使用修复体咀嚼,以保证粘接剂完全固化。

3. 避免使用种植修复体咀嚼过硬物,例如,坚果、贝壳、螃蟹壳、甘蔗和硬骨等。

4. 调磨天然牙者,戴牙后可能会出现天然牙酸痛或敏感,通常在 1 周内逐渐消失,其间避免进食过冷、过热或过硬的食物,可使用抗过敏牙膏减轻不适。

5. 改正不良习惯。如果有吸烟习惯者,建议戒烟。如果有偏侧咀嚼或咀嚼硬物等不良习惯应及时改正。如存在夜磨牙,应坚持使用𬌗垫。修复体戴入初期可能会有异物感,例如脸颊和舌头感受到异物突出等,这属正常现象,需 1~2 周时间适应。

6. 戴牙后当年需隔 1 个月、3 个月和 6 个月进行复诊,此后每年复诊 1 次。如果发现种植义齿松动、咬合高低、邻接松紧异常、局部牙龈红肿或流脓等情况,应及时就诊。

第二节　粘接固位和螺丝固位种植修复体戴入流程

粘接固位及螺丝固位种植修复体的戴牙流程与改良螺丝固位的戴牙过程存在部分差异。本节针对两者的差异进行进一步阐述,相同部分可见上一节内容。

一、粘接固位

（一）工具准备

粘接固位所需工具与改良螺丝固位所需工具相同。

（二）模型评估

与第一节相同,需要检查修复体的外形和质量,在模型上试戴修复体并检查修复体是否完全就位,在确认修复体完全就位后,检查邻接状况。

（三）口内试戴

1. 使用酒精棉球消毒修复冠内冠、中央螺丝和粘接基台,吹干。

2. 口内基台就位 粘接基台于患者口内就位,需要确保基台的就位方向正确。某些品牌的粘接基台具有单一的就位方向。当基台在多个角度都可以就位时,可采取冠引导下的基台就位或根据引导 key 保证基台就位方向正确。根据扭矩对照表旋紧中央螺丝。

3. 修复体试戴 修复体口内就位,检查修复体邻接松紧,并调整咬合。

4. 基台螺丝孔内填充封口材料,以保护中央螺丝头部,将树脂粘接剂沿修复冠内表面均匀涂抹。

5. 将修复冠就位于基台上,口内清洁多余的树脂粘接剂,确保螺丝孔道内和冠边缘无树脂粘接剂残留。可以将棉球置于上下颌对应牙位之间,嘱患者咬住棉球至粘接剂硬固。

6. 影像学检查 通过 X 线片检查具有 X 线阻射特性的树脂粘接剂是否去净。

7. 咬合调整。

8. 交代戴牙后的注意事项。

(四) 有助于清理树脂粘接剂的方法

1. 修复冠设置树脂排溢孔。

2. 制作修复冠内部硅橡胶代型,将树脂粘接剂沿修复冠内表面均匀涂抹,在修复冠内放置硅橡胶代型挤出多余粘接剂后,迅速将修复冠与基台进行粘接。

二、螺丝固位

(一) 工具准备

螺丝固位通常需要准备相应种植系统的扳手、螺丝刀、封口材料、咬合纸、牙线、牙冠调磨套装和树脂补牙套装等工具,相比于粘接固位和改良粘接固位方式,螺丝固位无需使用粘接材料和相关操作工具。

(二) 模型评估

与第一节相同,需要检查修复体外形和质量,在模型上试戴修复体并检查修复体是否完全就位,并确认修复体就位后,检查邻接状况。

(三) 口内试戴

1. 消毒 用酒精棉球消毒修复冠内冠、中央螺丝、修复螺丝和基台,吹干。

2. 基台就位 口内使用中央螺丝就位基台,根据种植体相应品牌的扭矩对照表,拧紧中央螺丝,使其达到相应扭矩。

3. 修复体试戴 修复体就位后,手动旋紧修复螺丝。检查修复体的邻接关系,并调殆。根据扭矩对照表拧紧修复螺丝。此处应注意修复螺丝和中央螺丝的扭矩可能不同。

4. 封闭 修复冠的螺丝孔内填充封口材料,以保护修复螺丝头部。光固化复合树脂材料封闭螺丝孔。再次检查咬合并进行抛光。

5. 影像学检查 拍 X 线片检查基台与冠修复体是否完全就位。

6. 戴牙后注意事项。

三、螺丝固位、粘接固位与改良粘接固位的适应证和区别

(一) 改良粘接固位

为了便于后期维护,在粘接固位的基础上,增加了𬌗面螺丝开孔。临床上首先在口外将冠修复体与基台通过粘接剂连接起来,然后在口内利用螺丝将冠和基台固定于种植体上。改良粘接固位避免了口内粘接时粘接剂的残留,降低了生物并发症。改良粘接固位形式要求的咬合空间与粘接固位相近。

(二) 粘接固位

首先,将基台通过螺丝固定于种植体上,加力到一定的扭矩。然后,通过粘接剂将基台与冠修复体相连。相比于螺丝固位,粘接固位较为美观,却难以维护,且常由于粘接剂残留等导致生物并发症。在后牙区种植修复中,当种植体位置不理想时,即螺丝开孔位置从最终修复体的牙尖或靠近远中的边缘嵴位置穿出时,或者患者美观要求较高且不愿意𬌗面存在螺丝开孔时,常选择粘接固位。

(三) 螺丝固位

螺丝固位通常是指通过修复螺丝将修复体固定于基台上,由于该固位方式的基台通常高度较低,选择该方式进行单冠修复时修复螺丝容易松动,导致种植冠松动、脱落,因此在种植单冠修复时较少使用。

无论选择何种固位方式,在临床使用中均会出现一些并发症。因此,除了正确选择固位方式,在临床操作中也应注意避免和减少并发症的发生,在并发症发生后及时处理。

第三节　戴牙并发症原因分析及处理措施

修复体戴入是种植治疗流程的最后一步,临床医师在戴牙过程中应熟悉戴牙流程及细节,及时发现问题并解决,本节就戴牙过程中可能出现的情况及原因进行简要分析。

一、粘接不良

(一) 临床表现

粘接不良的主要表现为基台及牙冠未能紧密贴合,或取下预粘接的基台一体冠时,牙冠与基台再次分离。

(二) 原因及处理

粘接不良的原因可能是粘接时粘接剂使用量不足、粘固时间不充分,或冠戴入时存在过大的阻力。发生粘接不良时,首先观察牙冠能否再次完全就位,若可完全就位,则使用超声去除冠内残留粘接剂后,重新粘接。当无法完全就位时,可能是由于基台表面或修复体内部有部分已凝固的粘接剂残留,阻碍了牙冠的完全就位,若直接再次粘接将会导致修复体及基台不密合。此时,应取下螺丝,将牙冠与基台的复合体置于高温炉中,升温熔化粘接剂,使用纱布捏住牙冠,用持针器水平夹住基台外侧,水平施力将牙冠与基台分

离。随后,使用洁牙机头去除牙冠内侧粘接剂,并对牙冠内侧进行喷砂处理,喷砂完成后,牙冠与基台即可完全就位,此时再次粘接(图6-3-1)。

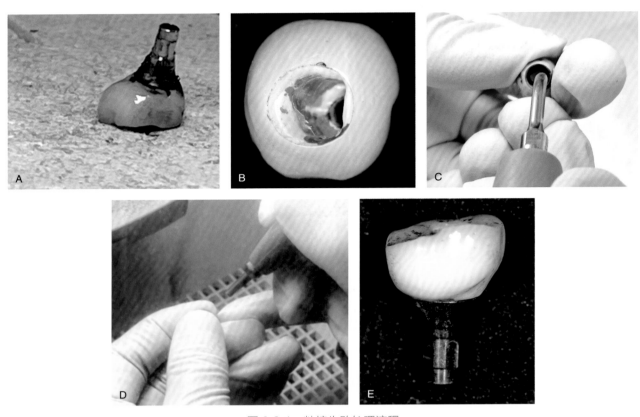

图 6-3-1　粘接失败处理流程
A. 高温熔融　B. 牙冠内壁粘接剂残留　C. 超声处理　D. 喷砂处理　E. 再次粘接

二、修复体就位不良

（一）临床表现

修复体就位不良的主要表现为修复体在模型上就位良好,但在口内却无法按设计就位道就位。根据误差来源的不同,可表现为:①将修复体旋转一定角度后可就位;②就位时邻牙及软组织阻力增大;③修复体咬合过高或过低。戴牙过程中,如果发现修复体可在模型上顺利就位,而在口内就位方向与模型不一致时,应考虑取模失误、邻接阻挡、软组织阻力、骨组织阻力等原因。值得注意的是,在模型精确的情况下,通常不需过多调整牙冠,即可顺利戴入口内,而在错误的模型上制成的牙冠往往需要大量调整才能戴入。因此,当牙冠较难戴入或需进行较多调整时,应首先考虑模型的准确程度。

（二）原因及处理

造成取模失误的原因详见第五章第七节。当发现由于取模失误造成的修复体无法就位时,应分析误差来源以避免取模再次失误,并重新取模(图6-3-2)。

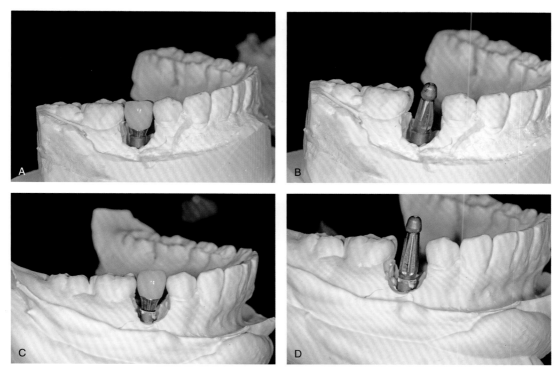

图 6-3-2　取模失误导致牙冠无法就位

A. 旧模型上见旧修复体就位良好　B. 旧模型转移杆位置　C. 重取模型后见旧修复体就位后位置不良

D. 重取模型后显示转移杆位置

三、邻接阻挡

（一）临床表现

邻牙阻力过大表现为牙冠可按设计方向带入，但就位拧螺丝时阻力明显逐渐增大，无法达到瞬间停止。若阻力来源于邻牙，此时患者通常自觉邻牙挤压感明显，邻接过紧时牙线常无法顺利通过。

（二）原因及处理

当发现邻牙阻力（图 6-3-3）较大时，首先需要判断牙冠是否正确就位，注意对比模型与口内实际情况的差异，考虑模型是否准确，如果存在前述内容则应重新取模制作牙冠。另外，由于模型存在微小误差及制作工艺的限制，即使在种植体正确就位的情况下也可能存在邻接较紧的情况，此时可利用咬合纸标记出邻接过紧的位置，进行相应调磨。注意微量调磨，边调边试，直到邻接合适为止。

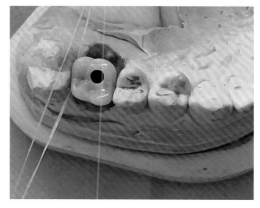

图 6-3-3　邻牙阻力

四、软组织阻力

（一）临床表现

戴入修复体时难以找到正确的就位方向，拧入中央螺丝时可感受到底部阻力较大。患者出现明显的挤压不适,牙龈疼痛明显,口内见软组织受挤压明显发白,用力按压修复体时修复体可出现下沉。

（二）原因及处理

软组织阻力导致的修复体难以就位主要是由于种植体位置较深、牙龈较厚、愈合基台与永久基台型号不匹配。戴牙时,由于软组织的弹性,难以直接就位修复体,需将修复体口外粘接后利用中央螺丝就位修复体。修复体初步就位后,缓慢拧入中央螺丝直至拧紧,让患者逐渐适应软组织压迫的感觉,同时判断牙冠就位情况。在旋紧中央螺丝过程中,反旋中央螺丝后再次拧紧时会感觉软组织阻力降低。修复体戴入后,判断就位方向与模型是否一致,咬合及邻接与模型是否一致,如果仍较难判断,可拍根尖片确认。

值得注意的是,使用 Ti-Base 基台时,如牙龈较深,且冠与基台粘接界面位于龈下较深位置时,穿龈段的种植冠应逐渐膨大,避免过度挤压牙龈软组织。由于牙冠及基台对牙龈挤压较为明显,需重点关注牙龈是否恢复血供,判断标准为 15 分钟内患者牙龈发白情况消失,患者自觉疼痛缓解。若操作过程中疼痛明显,可在局麻下戴牙,并向患者强调后续牙龈肿胀、疼痛可能会比较明显,必要时可服用止痛药,若疼痛加剧需复诊。如果疼痛仍不能缓解,则需调磨修复体穿龈段、更换种植体基台或行二期手术（图 6-3-4）。

五、骨组织阻力

（一）临床表现

骨组织阻力导致的修复体无法就位表现为种植体位于骨下过深,旋紧螺丝时手感滑丝,无法瞬间停止。X 线片示种植体位于骨下较深位置,种植体顶部两侧骨面与种植体角度小,且修复体边缘与骨面相接触。

（二）原因及处理

当愈合基台与修复基台尺寸不匹配,或选择较大型号的基台时,基台膨大处接近种植体平台,可能存在种植体周围牙槽骨阻挡基台就位的情况（图 6-3-5）。当戴牙时发现存在骨组织阻力时,通常选择更换基台型号并重新制作牙冠。

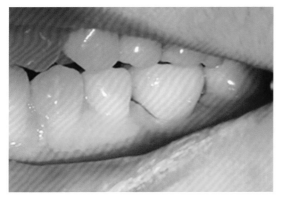

图 6-3-4 软组织阻力
过大基台导致牙龈压痛肿胀,更换基台后好转,牙冠戴入后软组织发白

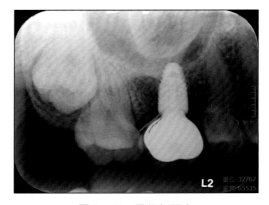

图 6-3-5 骨组织阻力
X 线片显示骨阻挡导致基台无法完全就位

同时,需要进一步溯源引起骨组织阻力的原因,并尽量避免骨组织阻力造成的影响。对于单颗后牙缺失患者,尤其是磨牙缺失的患者,在进行种植手术时,需考虑后期骨组织阻力对种植修复的影响,可通过适

当调磨种植体冠方的骨嵴加以预防。此外,需选择合适的愈合基台型号,尽量匹配愈合基台与修复基台的尺寸,避免愈合基台与修复基台相差过大。另外,优先选择大直径修复基台。在选择修复基台时可参考术后根尖片上的种植体周围骨高度,或对于穿龈高度较深的患者,可通过增加基台的穿龈高度来避免基台与牙槽骨发生骨阻挡。

六、邻接问题

(一)临床表现

确认修复体被动就位后,进一步检查修复体的邻接情况。由于取模过程中的微小误差及制作工艺的限制,口内邻接情况和模型往往会有一定的差异,可能会出现邻接较紧或较松的情况。邻接较紧时,牙线无法顺利通过;邻接过松时,牙线可无阻力地轻易通过。

(二)原因及处理

邻接过紧的临床处理前文已介绍。邻接过松时,患者戴牙时不会有不适感,但试用一段时间后往往会反馈容易食物嵌塞。因此,当发现邻接过松时,建议加瓷或返工。

七、咬合不适

(一)低殆

1. 临床表现　患者自觉修复体与对颌牙无接触,咬合检查时修复体丧失咬合接触点。

2. 原因及处理　在调殆过程中若一次调磨过多,可能会造成咬合接触丧失,引起低殆,造成患者咀嚼效率降低。或当对颌存在尖锐牙尖时,由于尖锐牙尖干扰咬合,患者自觉存在咬合高点,但此时若继续调磨其余位点也可能会导致低殆。因此,在调殆过程中应遵循少量多次原则。同时,不应过度依赖咬合纸,应观察患者的咬合情况及对颌牙情况,判断是否存在咬合干扰点,精确调磨咬合高点,避免大面积调磨(图 6-3-6)。

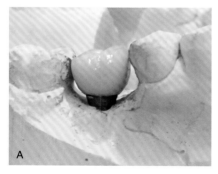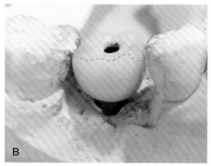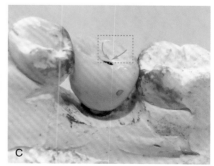

图 6-3-6　咬合过低
下颌磨牙颊尖及其舌斜面调磨过多,导致咬合接触丧失,接触点集中于边缘嵴
A. 颊面观　B. 殆面观　C. 舌面观

(二)咬颊、咬舌

1. 临床表现　表现为咀嚼时易咬到颊侧黏膜或舌体。

2. 原因及处理　咬颊通常由上下颌后牙覆盖过小或殆面过低造成(图 6-3-7)。若为上颌修复体,应增加修复体颊侧凸度,推开颊肌,增加后牙覆盖。若为下颌修复体,应调磨修复体颊侧外形,减小修复体颊侧凸度。咬舌多因下颌后牙排列偏向舌侧或因殆面过低造成。若为上颌修复体,可调磨修复体舌侧外形,增加舌侧凸度。若为下颌修复体,可适当升高下颌殆平面,磨改下颌人工牙的舌面,减小舌侧凸度。

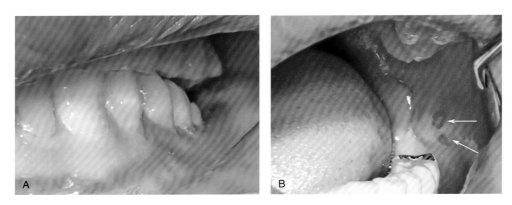

图 6-3-7　咬颊
A. 下颌第二磨牙殆面过低　B. 左侧下颌后牙颊黏膜咬合创伤

八、食物嵌塞

(一) 原因分析

1. 水平型食物嵌塞　水平型嵌塞指唇、颊、舌的压力使食物水平向嵌入牙间隙内。原因:①种植区龈乳头退缩,邻间隙暴露;②修复体近远中轴面无明显突度呈一斜面,形成"贯通式"邻间隙,不利于食物排溢;③修复体与邻牙接触区位置偏高,邻间隙增大;④种植体植入三维位置未平分邻牙颈部倒凹(图 6-3-8)。

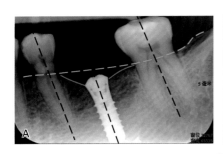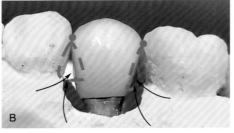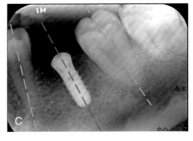

图 6-3-8　水平型食物嵌塞表现及原因分析
A. 种植区龈乳头退缩　B. 种植体近远中面无明显凸度　C. 种植体三维位置未平分邻牙颈部倒凹

2. 垂直型食物嵌塞　垂直型食物嵌塞指咬合力使食物从殆面垂直方向嵌入牙间隙内。原因:①对颌牙出现充填式牙尖,将食物嵌入对颌牙牙间隙内;②修复体与邻牙边缘嵴高度不齐,天然牙邻面边缘嵴陡锐,食物无法沿边缘嵴斜面向中央窝排溢;③轴面形态不佳,殆外展隙过小而不利于食物向颊、舌侧外展隙排溢(图 6-3-9)。

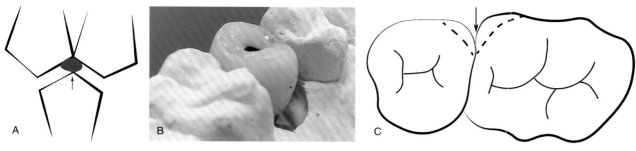

图 6-3-9　垂直型食物嵌塞的表现及原因分析
A.对颌牙充填式牙尖　B.修复体与邻牙边缘嵴高度不齐　C.修复体外展隙过小

3. 颈部食物嵌塞　颈部食物嵌塞指颊肌及颊黏膜的压力使食物水平向嵌入牙体颊、舌面外形高点以下至牙颈部的间隙中。原因：①种植位点偏颊或舌侧；②修复体颊、舌面外形高点位置偏殆方；③冠长轴与邻牙不一致，于近颈部形成倒凹；④颊黏膜与颊面近颈部间存在间隙致使食物受压嵌入间隙中（图 6-3-10）。

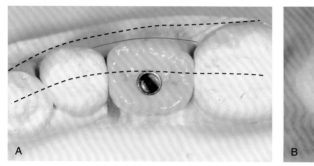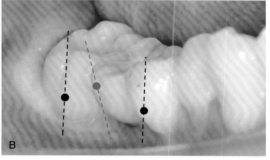

图 6-3-10　颈部食物嵌塞及原因分析
A.种植位点偏舌侧　B.冠长轴与邻牙不一致

（二）处理

处理原则是与天然牙形态相协调。

1. 通过以修复为导向的种植三维设计及操作避免食物嵌塞。

2. 选择合适的基台避免食物嵌塞。

（1）基台的深度及穿龈高度：基台穿龈高度过高及深度不足将导致其对牙龈的挤压塑形作用不足，无法使龈乳头充满邻间隙，出现邻间隙暴露。选择基台穿龈高度时，应结合牙龈高度、殆龈距及修复体龈下高度进行综合考量，较高的穿龈高度对牙龈的挤压塑形效果较佳。基台平面深度位于龈缘下约 1mm，以确保良好的穿龈袖口以及对牙龈的挤压塑形作用，同时要保证种植体到粘接平台 2mm 以上的生物学宽度（图 6-3-11）。

（2）基台的直径：基台直径过小将失去对牙龈的挤压塑形与支撑作用，与上方的冠修复体过渡不流畅，在粘接固位时易发生粘接剂滞留，增加了种植体周炎等生物学并发症的风险。基台直径过大将使牙龈过度受挤压，继而引起牙龈退缩（图 6-3-12）。基台直径应位于颊舌侧软组织以内各 1mm，避免为代偿骨量不足的一侧而使基台偏舌或偏颊。个性化基台通过定制其颊舌向及近远中向直径，可部分解决由于种植体倾斜所导致的倾斜侧三角间隙增大的问题。

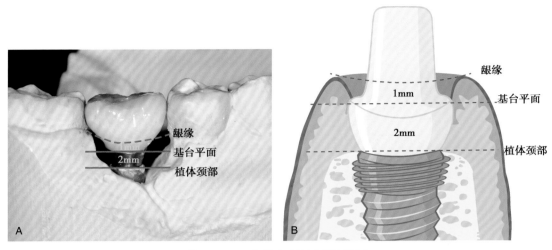

图 6-3-11　穿龈高度影响牙龈塑形
A.模型显示修复基台穿龈高度　B.示意图

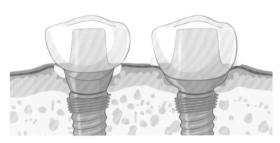

图 6-3-12　基台直径对牙龈的塑形作用,图示不同直径基台对牙龈的作用

3. 调整牙冠形态避免食物嵌塞(图 6-3-13)

(1)调整修复体轴面形态:恢复近远中轴面外形高点及突度,形成利于食物排溢的外八角形外展隙。调改修复体邻面外形高点使邻面接触区位于近殆缘中 1/3,以降低牙槽嵴和邻面接触区之间的垂直距离。

(2)调整修复体轴向:调磨修复体外形高点上方牙体组织,使之与相邻天然牙相协调。代偿性恢复修复体外形高点下方近颈部颊、舌面的突度。

(3)调整修复体殆面形态:将对颌充填式牙尖调磨圆钝。恢复边缘嵴高度,形成边缘高、中央窝处低的斜面,重建食物排溢道。调磨外展隙形成与天然牙一致的外八角形外展隙。

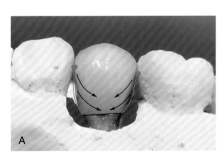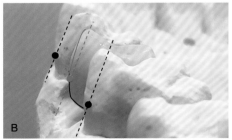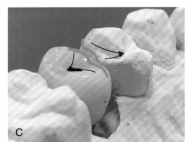

图 6-3-13　修复体形态调整
A.修复体轴面形态调整　B.调整修复体轴向　C.调整修复体殆面

参考文献

［1］　谭震. 口腔种植关键技术实战图解. 北京: 人民卫生出版社, 2014.

［2］　姜婷. 实用口腔粘接修复技术. 北京: 人民军医出版社, 2008.

［3］　宿玉成. 口腔种植学. 2 版. 北京: 人民卫生出版社, 2014.

［4］　保母须弥也, 细山恒. 口腔种植咬合技术. 汤学华, 译. 沈阳: 辽宁科学技术出版社, 2019.

［5］　维森特·希门尼斯- 洛佩兹. 天然牙列和种植体的调𬌗治疗: 三维咬合. 张渊, 译. 沈阳: 辽宁科学技术出版社, 2019.

［6］　马丁·格罗斯. 咬合与修复重建的科学与艺术. 郑军, 薛慧, 译. 沈阳: 辽宁科学技术出版社, 2020.

［7］　PETER E. DAWSON. 功能𬌗学: 从颞下颌关节到微笑设计. 张豪, 陈俊, 译. 沈阳: 辽宁科学技术出版社, 2015.

［8］　ROGOFF G S. Osseointegrated implant prosthodontics. Curr Opin Dent, 1992, 2: 17-24.

［9］　郭敏. 种植单冠修复单个后牙缺失. 中国口腔种植学杂志, 2004, 9 (1): 35-37.

第七章
单颗后牙种植修复体的维护

7

定期维护种植义齿对提高种植治疗的远期疗效具有重要意义。根据 2017 年牙周病和种植体周病国际分类研讨会共识,缺乏定期维护是种植体周炎的危险因素。在种植义齿的定期维护中,临床医师可早期发现崩瓷、螺丝松动等机械并发症,以及种植体周黏膜炎和种植体周炎等生物学并发症,并及时予以干预,做到早发现、早诊断、早治疗,从而有助于提高种植治疗的远期成功率。

第一节   复查内容

临床工作中,建议患者在种植修复后 1 个月、3 个月和 6 个月时复查,并在此后每年复查 1~2 次。复查频率可根据患者的检查结果进行个性化调整,必要时可缩短复查间隔。复查内容主要包括了解患者对种植牙的主观使用感受,监测修复体、种植体及其周围软硬组织状态(表 7-1-1),并进行相应的口腔卫生宣教,对出现问题的种植修复体采取及时正确的治疗措施。种植修复的复查要点详述如下。

表 7-1-1   单颗后牙种植修复复查内容

复查项目	复查内容
问诊	主观症状 满意度 咀嚼习惯 口腔卫生习惯
修复体检查	完整性 松动度 邻面接触 咬合情况 菌斑控制
种植体稳定性检查	种植体松动度
种植体周围软组织检查	改良龈沟出血指数 探诊深度 龈乳头指数 附着龈宽度
种植体周围骨组织检查	拍根尖片检查边缘骨吸收情况

一、问诊

问诊内容包括义齿使用情况、自觉症状、主观满意度、咀嚼习惯以及口腔卫生维护情况等。常见的主观症状包括食物嵌塞、咬物不适、咀嚼无力、牙龈肿痛、牙冠松动等。针对不同的症状,需结合详细的临床检查以明确诱因,并采取相应的处理措施。例如,因牙冠外形不良引起的食物嵌塞应调改或重新制作牙冠;因咬合过高导致的咬物不适应仔细检查咬合并调𬌗;因低𬌗导致的咀嚼无力常需重新制作牙冠。若出现牙龈肿痛、牙冠松动等生物与机械并发症,则需参照并发症的治疗原则谨慎处理(参阅本章第二、第三节)。患者对于义齿的主观满意度也是复查时的重要内容,可使用相应量表进行评估(图 7-1-1)。

1. 您是否曾因为口腔、牙齿或假牙的问题而出现咀嚼食物困难？
□很经常　　　　□经常　　　　□有时　　　　□很少　　　　□无

2. 您是否曾因为口腔、牙齿或假牙的问题而影响发音？
□很经常　　　　□经常　　　　□有时　　　　□很少　　　　□无

3. 您是否曾因为口腔、牙齿或假牙的问题而觉得影响外貌？
□很经常　　　　□经常　　　　□有时　　　　□很少　　　　□无

4. 您是否曾有食物嵌入牙缝或假牙里面？
□很经常　　　　□经常　　　　□有时　　　　□很少　　　　□无

5. 您是否曾觉得假牙不合适（戴不稳、吃东西用不上力等）？
□很经常　　　　□经常　　　　□有时　　　　□很少　　　　□无　　　　□没有假牙

6. 您口腔内是否曾出现过明显疼痛？
□很经常　　　　□经常　　　　□有时　　　　□很少　　　　□无

7. 您是否曾因为口腔、牙齿或假牙的问题而觉得吃什么东西都不舒服？
□很经常　　　　□经常　　　　□有时　　　　□很少　　　　□无

8. 您是否曾觉得假牙戴得不舒服（引起疼痛、恶心等）？
□很经常　　　　□经常　　　　□有时　　　　□很少　　　　□无　　　　□没有假牙

9. 您是否曾因为口腔、牙齿或假牙的问题而影响您的心情？
□很经常　　　　□经常　　　　□有时　　　　□很少　　　　□无

10. 您是否曾因为口腔、牙齿或假牙的问题而在其他人面前觉得不自在？
□很经常　　　　□经常　　　　□有时　　　　□很少　　　　□无

11. 您是否曾因为口腔、牙齿或假牙的问题而避免吃某种食物？
□很经常　　　　□经常　　　　□有时　　　　□很少　　　　□无

12. 您是否曾因为口腔、牙齿或假牙的问题而令您难以放松？
□很经常　　　　□经常　　　　□有时　　　　□很少　　　　□无

13. 您是否曾因为口腔、牙齿或假牙的问题而难以集中精神？
□很经常　　　　□经常　　　　□有时　　　　□很少　　　　□无

14. 您是否曾因为口腔、牙齿或假牙的问题而觉得生活不是那么令人满意？
□很经常　　　　□经常　　　　□有时　　　　□很少　　　　□无

图 7-1-1　口腔健康影响程度量表（oral health impact profile，OHIP-14）

二、修复体检查

复诊时需关注修复体的完整性、松动度、邻面接触、咬合情况、菌斑控制情况等。若修复体存在明显的崩瓷、折裂等现象，需及时更换。

1. 松动度检查　在检查修复体松动度时，可将镊子尖端置于修复体𬌗面中央窝处向颊舌或近远中方向轻微摇动，若存在明显松动，则需注意判断松动来源，是源于牙冠、基台，还是种植体本身。首先，建议拍摄根尖片检查是否存在明显的种植体周骨吸收、基台或种植体折断。在排除基台或种植体折断后，小心拆卸种植义齿上部结构，再检查种植体的松动度。若种植体无明显松动，则表明松动发生在修复体或基台固位螺丝处。当固位螺丝松动时，首先确保基台、修复体的完整性及正确被动就位，然后按照预定扭矩重新旋紧螺丝。若发现固位螺丝异常，如弯曲、折断、脱焊等，则应及时更换固位螺丝。若发现基台或修复体变形、折断、无法正确就位等，应更换或重新制作。

2. 邻接检查　复诊时应使用牙线检查修复体与邻牙的接触情况。适宜的邻面接触表现为牙线顺利通过时有阻力。若牙线无阻力通过邻面，表示邻面接触不足，若合并食物嵌塞的症状和体征，则应通过邻面加瓷或重新制作修复体加以解决或改善。

3. 咬合检查 尽管戴牙时已将𬌗接触调至预期状态,但经过一段时间的戴用后,种植冠的咬合接触可能因人工牙磨耗、对颌牙移位等诸多因素发生变化,因此复诊时应仔细检查咬合。尤其当修复体反复松动或崩瓷,或根尖检查发现种植体周围存在进行性骨吸收时,更应警惕不当的咬合接触问题。具体方法为:吹干牙面后,使用厚度为 50~100μm 的咬合纸分别检查牙尖交错𬌗、前伸𬌗、侧方𬌗,判断有无咬合接触高点和𬌗干扰。若有,则应调磨咬合至牙尖交错𬌗轻接触,前伸𬌗和侧方𬌗均无早接触和𬌗干扰。

4. 菌斑检查 修复体附着的菌斑生物膜可诱发软组织炎症并使病损往深层组织发展,是种植体周围病的风险因素。因此,在复诊时评估修复体菌斑情况,并指导患者进行自我口腔卫生清洁十分重要。临床上常使用改良菌斑指数(modified plaque index,mPLI)进行评估。

0= 无菌斑。

1= 探针尖轻划种植修复体表面可发现菌斑。

2= 肉眼可见菌斑。

3= 大量软垢。

三、种植体稳定性检查

对于单颗后牙而言,种植维护时往往仅在种植修复体存在不良症状或体征时,才卸下上部牙冠检查种植体。检查种植体松动度除使用镊子轻轻摇动种植体外,还可通过共振频率分析仪检测种植体动度。该仪器基于共振频率分析法(resonance frequency analysis,RFA),可无创测量种植体的稳定性,其测量值为种植体稳定系数(implant stability quotient,ISQ),范围是 1~100,数值越大表示种植体稳定性越高,正常参考值为 55~85。

四、种植体周围软组织检查

种植体周围软组织是种植体的重要屏障,随访过程中应注意结合视诊和探诊检查软组织的颜色、形态、质地、出血情况、探诊深度、邻面龈乳头高度、附着龈宽度等。理想的种植体周围软组织应与天然牙龈相似,色泽粉红,质地坚韧,呈领圈状包绕种植体颈部;龈乳头充满邻间隙并与邻牙龈乳头形态一致;有一定的附着龈宽度,各个位置的探诊深度都小于 4mm,不存在探诊出血。在随访过程中,早期发现种植体周围软组织异常并进行相应处理,将有助于提高种植体远期成功率。下面将简要介绍种植体周围软组织相关检查参数以供临床参考。

(一)牙龈指数(gingival index,GI)

牙龈指数反映了种植体周围软组织的健康状况,临床检查时要注意探针头应圆钝,探诊力量避免过大,应控制在 0.2~0.3N 之间,探针方向应尽量平行于种植体长轴并紧贴种植体。共记为 4 级。

0= 牙龈健康。

1= 牙龈轻度炎症:牙龈颜色有轻度改变并轻度水肿,探诊不出血。

2= 牙龈中度炎症:牙龈色红,水肿光亮,探诊出血。

3= 牙龈严重炎症:牙龈颜色明显红肿或有溃疡,并有自动出血倾向。

（二）改良龈沟出血指数（modified sulcus bleeding index，mSBI）

Mombelli 等根据种植体周围软组织特点提出了改良龈沟出血指数，其对种植体周围牙龈组织的评估更具针对性，且操作简单，易于分级。检查时将牙周探针尖端伸入种植体周围龈缘下 1 mm，平行龈缘滑动，等候 30 秒，记录龈缘出血情况，并将其分为 4 级。

0= 探诊无出血。

1= 分散的点状出血。

2= 出血在龈沟内呈线状。

3= 重度或自发性出血。

（三）探诊深度（probing depth，PD）

健康种植体周围龈袋的平均探诊深度小于 3~4mm，考虑到测量误差，既往临床上一般将 PD=5mm 作为健康种植体周围牙龈组织探诊深度的正常上限。若 PD＞5mm，则视为炎症状态。由于探诊深度受种植深度、探诊角度等多种因素的影响，建议在第一次复诊时即进行探诊检查，并将记录的数值作为探诊深度基线值，在后期复诊时关注探诊深度的改变量。在临床检查时，通常记录近中、颊侧正中、远中、舌侧正中四个位点的探诊深度或记录近中颊、颊侧正中、远中颊、近中舌、舌侧正中、远中舌六个位点的探诊深度。

（四）龈乳头指数（gingival papilla index，GPI）

GPI 由 Jemt 于 1997 年提出，检查时将种植修复体与相邻天然牙或种植修复体的唇侧牙龈曲度最高点做一连线，再从接触点至连线做一垂直线，观察龈乳头顶点在此垂线上的位置，根据结果分为以下 5 类。

0= 无龈乳头。

1= 龈乳头高度不足 1/2。

2= 龈乳头高度超过 1/2，但未到两牙接触点。

3= 龈乳头完全充满邻间隙并与相邻龈乳头一致，软组织外形恰当。

4= 龈乳头增生，覆盖单个种植修复体和 / 或相邻牙面过多，软组织外形不规则。

（五）附着龈宽度

附着龈牢固地附着在骨面，富含胶原纤维，血管较少，表面角化程度较高，组织致密，在一定程度上形成纤维保护屏障，可抵抗局部刺激，阻止炎症发展，加强了黏膜封闭的效果。正常附着龈的宽度在不同人或不同牙位中有所变化，范围在 1~9mm。后牙区附着龈较窄，第一前磨牙区最窄，为 1.8~1.9mm。对于种植修复而言，理想的附着龈宽度为 ≥ 2mm。

当种植体周围软组织出现红肿、溢脓、探诊出血或探诊深度增加等情况，意味着出现了种植体周病，此时需通过专业的种植义齿维护及时去除局部刺激因素，指导患者自我菌斑控制的方法，使种植体周黏膜恢复正常状态（参阅本章第三节）。

五、种植体周围骨组织检查

在长期随访过程中，种植体周围骨组织的稳定是保证种植体远期成功的关键。Albrektsson 和 Zarb 认为种植体功能负载 1 年后，每年垂直方向骨吸收小于 0.2mm 是种植成功的标准之一。因此，为监测种植体周围骨组织的状态,有学者建议完成修复后每年应至少拍摄 1 次根尖片。也有学者建议仅在种植体周围软组织出现炎症或其他不良症状或体征时,借助根尖片判断种植体周围骨组织的吸收情况。

　　在单颗后牙缺失种植修复的患者中,口内根尖片是随访时常用的影像学检查手段。拍摄时建议采用平行投照技术,使胶片长轴与种植体长轴平行,根尖中心线与种植体长轴垂直,清晰显示出种植体螺纹、肩台等结构,便于边缘骨水平测量,且对比度适宜,没有伪影。此外,有条件的情况下记录根尖片型号、投照条件、曝光时间等相关参数,提高可重复性,便于长期观察边缘骨水平的动态改变。

　　种植体周围骨吸收可分为垂直型与水平型两种。当骨吸收平面与种植体长轴的角度小于 60° 时,为垂直型骨吸收,根尖片表现为骨吸收面与种植体长轴成一锐角,因此也称为角形吸收。当骨吸收平面与种植体长轴的角度大于等于 60° 时,则称为水平型骨吸收,根尖片显示牙槽骨高度降低,骨吸收面呈水平状或杯状凹陷。垂直型骨吸收常伴有龈袋形成及上皮组织的根向增生。水平型骨吸收则常伴有软组织萎缩和根向移位。

　　Cranin 将种植体周围骨吸收分为以下 4 级。

　　1 级:未出现骨吸收。

　　2 级:呈浅蝶形吸收。

　　3 级:骨吸收较明显,但呈水平型。

　　4 级:骨吸收明显,至种植体尖端。

　　Mckinny 等将骨吸收进程分为以下 5 级。

　　0 级:影像学显示种植体周围无骨吸收征象。

　　1 级:种植体周围牙槽骨轻度吸收,吸收量小于 0.5mm。

　　2 级:种植体周围牙槽骨中度吸收,吸收量为 0.5~2.0mm。

　　3 级:种植体周围牙槽骨重度吸收,吸收量大于 2.0mm。

　　4 级:种植体根方存在大于 1.5mm 透射影,且占据整个种植体根面的 1/3 以上。

　　Schwarz 根据种植体周围骨缺损形态分为牙槽嵴骨内型(Ⅰ型)和骨上型(Ⅱ型)缺损,其中Ⅰ型进一步分为(图 7-1-2):Ⅰa 型(颊侧或舌侧的裂开式骨缺损)、Ⅰb 型(颊侧或舌侧的裂开式骨缺损,半环形骨吸收至种植体体部的近中和远中面)、Ⅰc 型(裂开式骨缺损,颊侧或舌侧骨密质板内侧的环形骨吸收)、Ⅰd 型(环形骨吸收,颊侧和舌侧骨密质板丧失)、Ⅰe 型(颊侧和舌侧骨密质板内侧的环形骨吸收)。Ⅱ型是水平骨缺损,描述的是种植体暴露于牙槽嵴顶冠方的范围。在同一颗种植体上常合并Ⅰ型和Ⅱ型骨缺损。

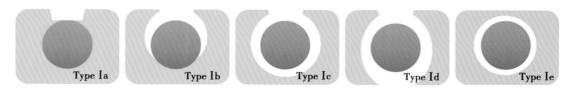

图 7-1-2　Schwarz 分类中骨内缺损形态示意图

　　当影像学检查显示种植体周围存在进行性骨吸收时,表示炎症已进展至种植体周炎,此时需采用机械、激光、药物等方法去除菌斑、控制感染,必要时辅以外科手术消除种植体周袋、控制骨丧失、诱导骨再生(参阅本章第三节)。以下提供了典型下颌单颗种植病例复查内容的临床照片(图 7-1-3)和典型上颌单颗种植病例复查内容的临床照片（图 7-1-4），以供读者参考。

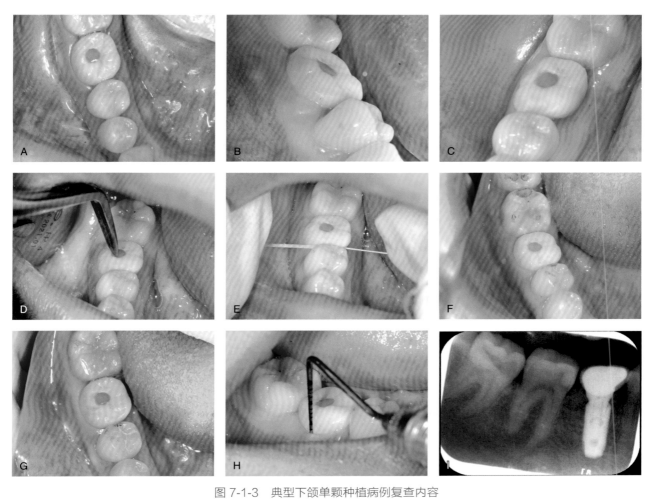

图 7-1-3　典型下颌单颗种植病例复查内容

A. 殆面照　B. 颊面照　C. 舌面照　D. 修复体松动度检查　E. 邻接检查　F. 牙尖交错殆检查　G. 侧方咬合检查
H. 种植体周探诊　I. 根尖片

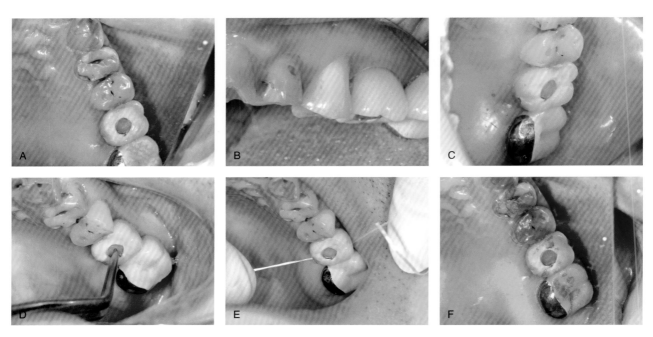

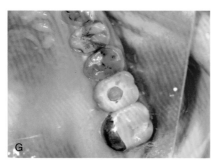
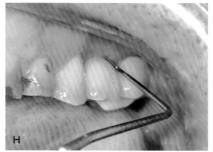
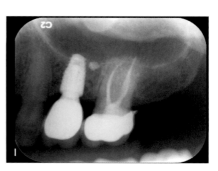

图 7-1-4　典型上颌单颗种植病例复查内容

A. 殆面照　B. 颊面照　C. 舌面照　D. 修复体松动度检查　E. 邻接检查　F. 牙尖交错殆检查　G. 侧方咬合检查

H. 种植体周探诊　I. 根尖片

第二节　机械并发症

种植义齿的机械并发症是指种植义齿部件出现机械性或结构性破坏,导致种植义齿的完整性、结构性破坏,功能丧失的状况。大多数机械并发症发生在完成种植修复后,但也可发生于种植和修复过程中,主要包括:崩瓷、修复体脱落、修复体螺丝松动与折断、基台螺丝松动与折断、种植体折断等。机械并发症发生后,若长期未处理可能引发生物并发症。

一、崩瓷

1. 临床表现　种植冠瓷层脱落,导致种植修复体与邻牙的邻面接触丧失,种植冠表面不平滑,或者暴露出底冠(图 7-2-1)。

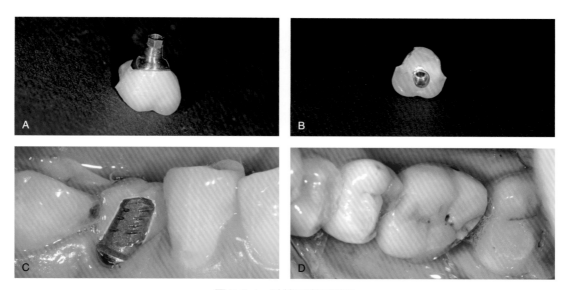

图 7-2-1　种植冠瓷层脱离

A. 种植冠瓷层脱落近远中面观　B. 种植冠瓷层脱落殆面观　C. 种植冠颊面瓷层脱落　D. 种植冠殆面瓷层脱落

2. 导致崩瓷的主要原因　①不合理的咬合导致的应力集中：存在咬合高点、紧咬牙、重度深覆𬌗、反𬌗、过锐牙尖、夜磨牙；②不良的咬合习惯：偏侧咀嚼、咬硬物；③工艺缺陷：金属与瓷热膨胀系数不匹配，底冠清洁、预气化等未达到制作要求，底冠太薄或厚薄不均，底冠外形不规则导致应力集中，金瓷结合线设计在牙尖交错𬌗的接触区；④修复体基台与种植体肩台间未完全就位；⑤意外：发生咬合意外或受到外部撞击等。

3. 处理对策　首先全面核查崩瓷原因，选择合理的修复材料及设计方案，针对出现崩瓷的原因进行修改处理。调磨应力集中点，遵循调𬌗原则，牙尖交错𬌗多点均匀轻接触，非牙尖交错𬌗无𬌗干扰，避免早接触。指导患者改正不良咬合习惯。夜磨牙患者夜间戴𬌗垫加以保护。若崩瓷区域位于非咬合接触区，且崩瓷区域较小，将崩瓷边缘打磨抛光即可。若崩瓷区域位于邻面接触区或咬合接触区，或因工艺缺陷所致崩瓷，必须重新取模制作种植冠。在制作修复体时，瓷层底冠设计为解剖式形态，避免过厚的无支撑瓷层。拍 X 线片观察修复体基台与种植体是否完全就位，若未完全就位，需确保就位；若无法正确就位，应重新制作。对于对颌牙过大的牙尖，在最终修复前应进行适当调磨，以减轻𬌗力，降低崩瓷风险。

二、修复体脱落

1. 临床表现　种植冠松动脱落（图 7-2-2）。

2. 可能的原因　①基台螺丝或冠固位螺丝扭矩不足：长期使用未复诊导致扭矩未达到规定要求；②长期受到较大的非轴向力导致金属疲劳：不正确的调𬌗、设计不合理的植入位点与轴向；③修复体在安装时未被动就位或未能完全被动就位；④粘接剂强度不足：粘接时未清洁或未隔湿粘接面、使用粘接力较弱的临时粘接剂（如氧化锌丁香油水门汀，可在唾液环境下发生溶解，且碎裂的可能性也较大）；⑤粘接面积过小：基台高度过低、粘接面积过小，造成修复体在承受非轴向力时无法进行有效对抗；⑥存在工艺缺陷：冠与基台密合度不足、种植体系统工艺设计与精度不高，引起边缘密封性差、冠内壁与基台的间隙过大，粘接剂层受到牙冠微动的应力破坏；⑦不合理的咬合导致应力集中，或不良的咬合习惯造成修复体负荷过大。

3. 处理对策　首先确定原因，然后根据不同原因处理。若为固位不良导致的粘接松脱，需要重新设计修复体；若为粘接剂固化不全导致的脱落，需重新粘接；若侧向力过大，需要调𬌗；若为螺丝松动，需要重新加载至规定扭矩。

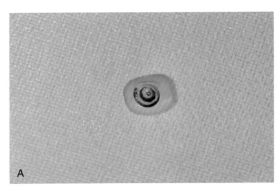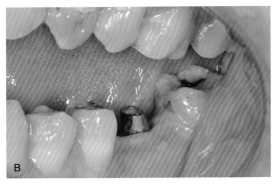

图 7-2-2　种植冠脱落
A. 脱落的粘接固位冠底部颈缘可见粘接剂滞留，提示冠未完全就位　B. 口内可见粘接基台高度不足

三、修复体螺丝松动与折断

1. 临床表现　种植冠松动或脱落,可伴有种植体周软组织红肿、出血、异味明显等。全景片显示修复体和基台不密合(图 7-2-3)。

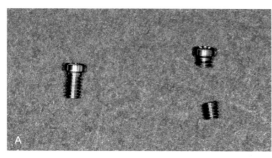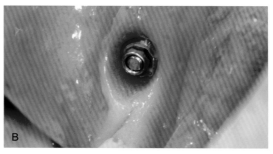

图 7-2-3　修复体螺丝松动和折断
A. 修复体螺丝折断,折断的螺丝断端　B. 修复体螺丝折断口内照

2. 可能的原因　①修复体螺丝在安装时,扭矩未按要求达到预定的预负载或未被动就位造成松动;②螺丝本身的金属疲劳或机械性能差;③螺丝与基台间的缝隙腐蚀或二者间的匹配性差,以及螺丝负荷过大。

3. 处理对策　打开螺丝通道,完全去除暂封材料(牙胶、聚四氟乙烯膜等)后用螺丝刀卸下种植冠。若螺丝松动原因是由于修复体负荷过大或不均衡导致的螺丝扭矩下降,可在清洗后按操作指南重新加载扭力并进行调殆。若出现螺丝多次松动,一方面,可在保证基台与种植体完好的情况下更换修复螺丝;另一方面,分析螺丝松动的具体原因。

四、基台螺丝松动与折断

1. 临床表现　种植冠松动或脱落,可伴有种植体周软组织红肿、出血、异味明显等。根尖片显示基台和种植体不密合(图 7-2-4)。

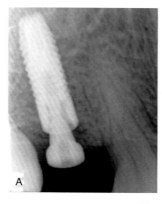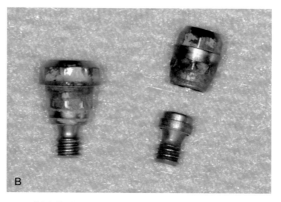

图 7-2-4　基台螺丝松动与折断
A. 根尖片示基台螺丝松动　B. 基台螺丝折断照片

2. 可能的原因　①基台螺丝的预负载丧失即螺丝发生松动,这将使种植体与基台、牙冠之间的连接变得不再紧密,各部件之间出现间隙和非均衡接触。这时,修复体承受的负载将不能完全传递至种植体,而会部分转移至基台螺丝,造成其内部应力的变化。如果没有及时处理,则可能发生螺丝折断。②基台中

央螺丝的材料强度不足,多见于非原厂螺丝,甚至在螺丝加力时可能直接折断。③螺丝加力时扭矩过大,超过了金属材料的极限强度。

3. 处理对策　打开基台螺丝通道(粘接固位修复体需结合 X 线片及戴牙前的基台口内就位照),若仅为基台松动而螺丝未折断,用螺丝刀卸下、清洁。若螺丝松动的次数不多,清洗后按操作指南重新加载扭力。若多次松动,在保证基台与种植体完好的情况下,更换螺丝,并分析可能的诱因。一旦发现基台螺丝折断,需立刻取出并予以更换。如果是基台螺丝在断裂前已有松动,则可使用超声工作尖以振动法使其脱出。如果基台螺丝在加力时断裂,则可先后采用振动法和逆时针攻丝法进行尝试。若各种方法均无法完全取出深部的断裂基台螺丝,则只能完全磨除螺丝残片,进行种植体支持的桩核冠修复,或取出旧种植体,择期重新种植。

五、种植体折断

1. 临床表现　种植体颈部发生折裂时,基台螺丝的正常连接会受到破坏,基台和修复体的稳定性下降,断裂的残片可能出现明显移位。临床上表现为牙冠松动,甚至继而发生种植体周炎。根尖片可见种植体颈部有斜行的断裂线。当种植体体部发生折裂时,临床上多表现为局部疼痛,无法咀嚼(图 7-2-5)。

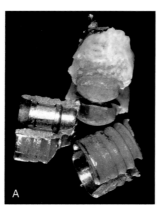

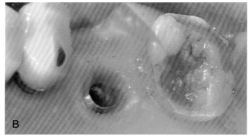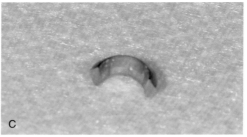

图 7-2-5　种植体折断
A. 种植体折断照片　B. 种植体折断口内照　C. 种植体颈圈部折断照片

2. 可能的原因　①钛金属骨内种植体缺乏天然牙的牙周膜,在承受负载时缺乏生理动度。当其受到水平或侧向力时,若屈矩过大且超出弯曲形变范围,则可能造成种植体本身的折断。②种植体材料的强度不足,或存在设计缺陷。如窄颈种植体的外壁较薄,在手术中操作不当或负载较大时容易发生折裂。③基台或修复体发生松动,患者未及时处理也可能造成种植体颈部应力集中,从而导致种植体折裂。④不合理的咬合导致的应力集中及种植体周围骨吸收等。

3. 处理对策　发现种植体折裂后,应拆卸基台和修复体,以免导致生物并发症的发生。在植入新的种植体之前,应手术取出组织内的全部残留物。种植体折裂后残留物的取出有多种手术方法,如使用骨环钻、拔牙挺或唇颊侧骨密质板开窗等。种植体折断后如需再次种植者,在取出骨内剩余种植体后,若剩余骨量充足,则可即刻植入新的种植体。若余留骨量不足,可暂行引导骨再生术恢复骨量,待 4~6 个月后再进行种植体植入。如不考虑再次种植,当骨内剩余的折断种植体没有炎症,且取种植体断端可能造成骨嵴重度破坏或严重损伤重要解剖结构时,应考虑保留折断的部分于骨内,避免取出种植体所造成的骨缺损,并维持牙槽嵴的高度和宽度。

第三节　生物学并发症

1. 临床表现　种植修复的生物学并发症包括种植体周黏膜炎和种植体周炎。种植体周黏膜炎是指种植体周黏膜发生炎症,但未发生种植体周骨吸收。临床表现为探诊出血,牙龈红肿甚至化脓,但根尖检查并未发现种植体周骨吸收。种植体周炎则指种植体周黏膜炎合并进行性骨吸收的病理状态。临床表现为探诊出血、探诊深度增加、黏膜红肿与化脓,及根尖片检查发现种植体周存在进行性骨吸收。当细菌毒性与局部刺激因素强于机体免疫炎症反应时,则种植体周黏膜炎呈现破坏性反应,主要临床表现为探诊出血,牙龈红肿甚至化脓,但根尖片检查并未发现种植体周围有骨组织丧失,此点可与种植体周炎相鉴别。上述牙菌斑生物膜始动因子与多种局部促进因素进一步加强,而机体的免疫炎症反应较弱时,种植体周黏膜炎则进一步进展、破坏、累及牙槽骨,出现牙槽骨吸收,发展为种植体周炎(图 7-3-1)。其临床表现包括:牙龈鲜红、充血水肿、质地松软,探诊时出现探诊出血、探诊深度增加,龈沟液的炎性内容物增加等。影像学表现为牙槽骨出现垂直型及水平型吸收。与此同时,可伴发食物嵌塞、急性种植体周脓肿等。

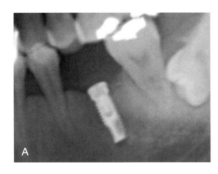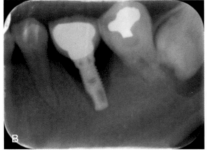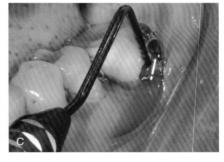

图 7-3-1　种植体周炎典型病例

A. 种植体植入后根尖片　B. 种植冠戴入 8 年复查,根尖片显示骨吸收至植体根　C. 植体周探诊深度 9mm,伴探诊出血

2. 可能的原因　种植体的生物学并发症取决于细菌、局部刺激因素及机体的免疫炎症反应三者之间的平衡关系。菌斑生物膜是种植体周黏膜炎与种植体周炎的始动因素。促进菌斑聚集的局部刺激因素和抑制机体防御能力的因素均可造成种植体生物学并发症的发生。促进菌斑聚集的局部刺激因素包括:菌斑控制不良、角化龈宽度不足、种植体位置不良、粘接剂滞留、修复体形态不良等。抑制机体防御能力的因

素包括：吸烟、糖尿病病史、服用免疫抑制药物、遗传因素等。

3. 处理对策 在治疗种植体生物学并发症前，需要对发生并发症的可能病因进行分析，控制可干预的风险因素，从而获得可预期的疗效。

必须控制口腔感染，应对患者进行口腔卫生健康教育，指导其进行良好的菌斑控制，包括使用牙刷、牙线、牙间隙刷、冲牙器等口腔卫生保健器械。采用洁治术、刮治术等去除龈上、龈下菌斑等始动因子，同时纠正口呼吸习惯、调改不良修复体、治疗食物嵌塞、去除滞留粘接剂等局部促进因素。可进行必要的咬合调整以消除早接触与殆干扰。有明显炎症者可采用抗菌药物含漱、局部敷贴等增强基础治疗的疗效。在进行以上干预后大部分种植体周黏膜炎可恢复正常，但仍需定期复查，关注第一阶段的疗效情况及患者自我保健措施的坚持情况，并针对此过程中的问题予以纠正和指导。

在基础治疗后 1~3 个月，仍需对种植体周围情况（包括探诊深度、牙槽骨量、菌斑情况等）进行全面再评估，以确定是否需要进行下一步的手术治疗。若经基础治疗后探诊深度仍在 5 mm 以上，并伴有探诊出血等症状，则需进一步通过软组织成形术、翻瓣术、引导性组织再生、膜龈手术等，达到消除炎症、重塑种植体周围组织生理形态、恢复患者咀嚼功能的目的。文献回顾发现，种植体周炎的常规治疗方式疗效有限，通常需要手术干预，其主要目标是去除种植体表面的生物膜和牙石，实现组织愈合并降低炎症进一步发展的风险。根据第十五届欧洲牙周病学研讨会的共识，对于深度大于 3mm 的三壁或四壁骨缺损且存在角化黏膜的种植体周炎的病例，可以通过种植体周翻瓣形成直视通路，清除感染和炎症组织，清洁种植体表面，并结合骨增量手术及术后菌斑控制，最终实现骨再生和骨结合。

此外，Lang 等人提出了种植周围黏膜炎和种植体周炎的 CIST 序列治疗（cumulative interceptive supportive therapy，CIST），根据牙菌斑、探诊出血、是否存在化脓性感染、种植体周围探诊深度，以及影像学检查中种植体周骨丧失的程度，将种植体周黏膜炎和种植体周炎分为 5 类。针对各类型的具体指标及处理策略如表 7-3-1 所示。

表 7-3-1 种植体周炎的 CIST 序列治疗

临床参数					分类	CIST
牙菌斑	探诊出血	化脓	种植体周围探诊深度 /mm	影像学骨丢失		
±	−	−	<4	−	0	（A）
+	+	−	<4	−	I	A
+	+	±	4~5	+	Ⅱ	A+B
+	+	±	>5	++	Ⅲ	A+B+C
+	+	±	>5	+++	Ⅳ	A+B+C+D
+	+	±	>5	++++	Ⅴ	E

A：使用橡胶杯和抛光膏进行机械清洗，去除牙石。指导患者养成更有效的口腔卫生习惯。

B：抗菌治疗。局部用 0.1%~0.2% 氯己定双葡萄糖酸盐冲洗 30 秒，持续 3~4 周；局部用氯己定（0.2%~0.5%）冲洗或氯己定凝胶涂布。

C：抗生素治疗。口服奥硝唑或联合阿莫西林或局部控释抗生素 10 天（如 25% 四环素）。

D：手术入路：①再生性手术，即使用生理盐水冲洗缺损，并使用屏障膜，减张关闭皮瓣，同时使用氯己定凝胶控制菌斑，并在术后监测数月。②切除性手术，对骨缺损行骨成形术后，将软组织根向复位固定。

E：使用特殊设备或工具移除种植体。

　　欧洲牙周病学会于 2023 年发布种植体周病防治 S3 级临床指南,针对种植体植入前、植入期间以及种植修复后等不同种植治疗阶段,以及不同种植体周临床状态的患者提供具体的防治措施和建议,以对种植体周病进行专业防治。本指南与 CIST 序列治疗总体策略相似,均强调了在种植体周病的防治中菌斑控制的重要性及循序渐进的治疗理念。此外,本指南强调种植体周病的预防,预防理念覆盖种植治疗全周期:①初级预防,在种植治疗前,推荐医师对患者进行全面的风险评估,管理可控的危险因素;②一级预防,通过种植体周探诊评价种植体周健康状况,对种植体周组织健康的患者定期进行种植体周及口腔卫生指导;③二级预防和三级预防,对种植体周黏膜炎进行有效治疗以避免发展成为种植体周炎。对接受过种植体周炎治疗的患者,应进行长期种植体周治疗以降低疾病复发乃至种植失败的风险。

参考文献

[1] 宫萍. 口腔种植学. 北京: 人民卫生出版社, 2020.

[2] 韩科. 种植义齿背景·选择·计划·操作. 北京: 人民军医出版社, 2007.

[3] 林野. 口腔种植. 北京: 北京大学医学出版社, 2014.

[4] 刘宝林. 口腔种植学. 北京: 人民卫生出版社, 2011.

[5] 孟焕新. 牙周病学. 5 版. 北京: 人民卫生出版社, 2020.

[6] 宿玉成. 口腔种植学. 2 版. 北京: 人民卫生出版社, 2014.

[7] 张志愿. 口腔颌面外科学. 8 版. 北京: 人民卫生出版社, 2020.

[8] 赵铱民. 口腔修复学. 8 版. 北京: 人民卫生出版社, 2020.

[9] DAVID H, TORD B, FRANK S, et al. Prevention and treatment of peri-implant diseases-The EFPS3 level clinical practice guideline. J Clin Periodontol, 2023, 50 (Suppl 26): 4-76.

[10] DERKS J, MONJE A, SCHWARZ F, et al. Peri-implantitis. J Periodontol, 2018, 89 (Suppl 1): S267-S290.

[11] IVANOVSKI S, LEE R. 2018. Comparison of peri-implant and periodontal marginal soft tissues in health and disease. Periodontol, 2000, 76 (1): 116-130.

[12] JEPSEN S, SCHWARZ F, CORDARO L, et al. Regeneration of alveolar ridge defects. Consensus report of group 4 of the 15th European Workshop on periodontology on bone regeneration. J Clin Periodontol, 2019, 46 (Suppl 21): 277-286.

[13] LANG N P, WILSON T G, CORBET E F. Biological complications with dental implants: their prevention, diagnosis and treatment. Clin Oral Implants Res, 2000, 11 (Suppl 1): 146-155.

[14] PASSANEZI E, SANT'ANA A C, DAMANTE C A. Occlusal trauma and mucositis or peri-implantitis？ J Am Dent Assoc, 2017, 148 (2): 106-112.

[15] THÖNE-MÜHLING M, KRIPFGANS O D, MENGEL R. Ultrasonography for noninvasive and real-time evaluation of peri-implant soft and hard tissue: a case series. Int J Implant Dent, 2021, 7 (1): 95.

[16] UCCIOLI U, FONZAR A, LANZUOLO S, et al. Tissue recession around a dental Implant in anterior maxilla: How to manage soft tissue when things go wrong？ Prosthesis, 2021, 3 (3): 209-220.